두뇌 자극 태교 동화

엄마가 들려주는 태교 동화

글 홍난숙
그림 최윤영

머리말

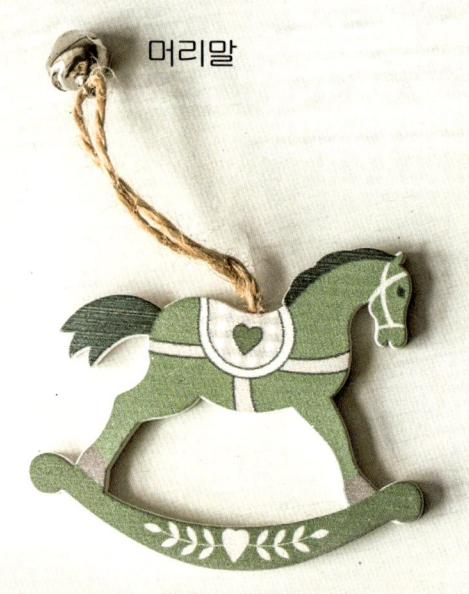

5Q 동화로 아기의 정서와 두뇌를 발달시켜 주세요

똑똑하고 건강한 아기를 갖고 싶은 것은 모든 부모의 바람입니다. 그래서 임신을 하면 가장 관심을 기울이는 것이 태교입니다. 태교는 임신 기간 중 엄마와 아기가 건강하고 즐겁게 생활하며, 아기에게 보다 안전한 태내 환경을 마련해 주는 데 진정한 의미가 있습니다.

아기는 배 속에서 엄마의 감정과 생각을 그대로 느낍니다. 일상생활을 아기에게 이야기해 줌으로써 엄마, 아빠의 목소리와 생각, 그리고 마음가짐을 그대로 전달할 수 있습니다.

태담은 아기에게 건네는 첫 번째 인사입니다. 태담을 통해 배 속 아기는 소리와 정보를 뇌에 저장하고, 태어난 이후에도 자신이 들었던 익숙한 소리에 더 민감하고 친근하게 반응합니다.

많은 전문가들은 태교의 하나로 독서를 추천합니다. 책을 읽는 동안 마음이 편안해지고 일상에서 겪지 못했던 다양하고 풍부한 감정을 느낄 수 있기 때문입니다.

엄마가 감동을 받거나 정서적으로 안정되면 뇌에서 α파가 증가하게 됩니다. α파가 많이 발생할수록 집중력과 사고력이 높아져 배 속 아기의 정서와 두뇌 발달에 좋은 영향을 미칩니다.

아기와 함께 하는 임신 40주는 아기는 물론 엄마, 아빠도 함께 성장하는 시간입니다. 5Q를 길러 주는 동화를 통해 마음을 전하고 사랑을 나누면 아기의 정서와 두뇌 발달에 좋은 밑거름이 됩니다.

《두뇌 자극 태교 동화》를 사랑이 가득 담긴 목소리로 읽어주세요. 아기의 두뇌와 감성을 자극하여 엄마와 아기의 감성을 하나로 연결해 주는 끈이 될 것입니다.

홍난숙

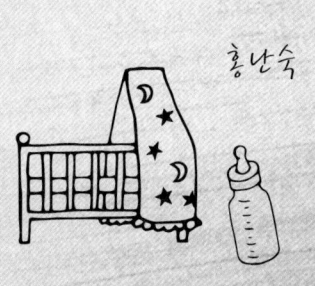

개정판을 내며

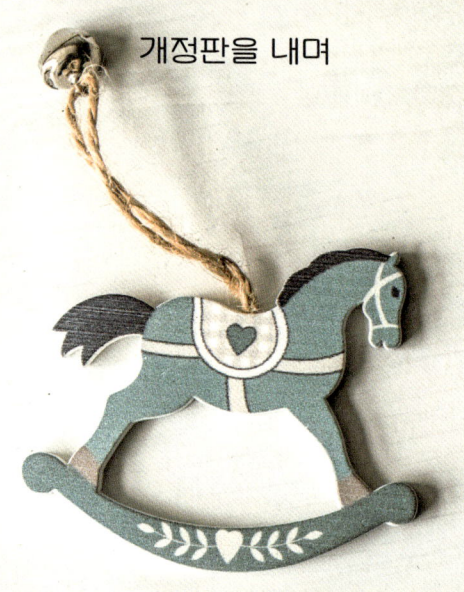

아기는 엄마 배 속에서부터 길러집니다

오래 전 설레는 마음으로 썼던 동화가 새로운 모습으로 세상에 나오게 되었습니다. 엄마의 마음으로 새로운 생명을 함께 기다리며 아기에게 들려주고 싶었던 이야기들이었습니다. 곧 만나게 될 우리 아기에게 뭐라고 말을 건네면 좋을지, 고민했던 순간이 기억납니다.

스승의 가르침 십 년보다 엄마의 배 속 열 달이 더 중요하다는 이야기가 있습니다. 아기는 엄마 배 속에서부터 길러진다는 의미이겠지요. 동서고금을 막론하고 똑똑하고 건강한 아기를 낳고 싶은 것은 모든 부모의 바람일 것입니다. 이것이 바로 태교가 주목 받고 있는 이유 중의 하나일 텐데요. 태담은 태교 중에서도 가장 기본이라고 할 수 있습니다.

엄마 배 속에서 세상을 미리 만나는 아기에게 많은 이야기를 들려주세요. 아기는 이미 엄마의 생각과 느낌을 함께 느끼기에 충분히 발달되어 있어 엄마가 건네는 말 한 마디, 행동 하나에 반응을 한답니다. 아기는 세상에 태어난 이후에도 이전에 들었던 엄마, 아빠의 목소리를 더욱 민감하고 친근하게 받아들입니다. 엄마 아빠와의 대화는 아기에게 세상을 배우는 통로이자 지혜를 배우는 원천인 셈입니다.

새로운 《두뇌 자극 태교 동화》가 새로운 만남을 기다리고 있는 아기와 부모에게 소통과 공감을 나눌 수 있는 작은 다리가 되길 바랍니다.

홍난숙

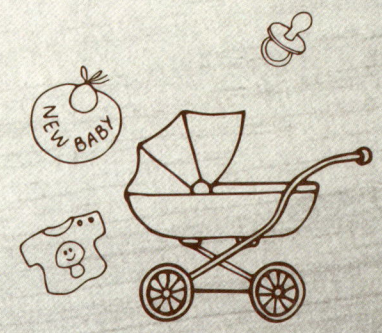

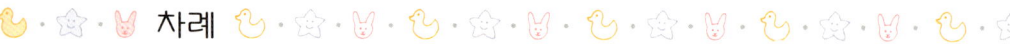

①~②주 배 속의 아기와 첫 인사는 나누었나요?

동화
IQ(지능)를 길러 주는 동화 _ 헨젤과 그레텔 · 15
EQ(정서)를 길러 주는 동화 _ 어린 왕자 · 25
MQ(도덕성)를 길러 주는 동화 _ 피노키오 · 35
SQ(사회성)를 길러 주는 동화 _ 작은 아씨들 · 45
CQ(창의성)를 길러 주는 위인 이야기 _ 피카소 · 53

정보
아기의 성장 · 60
엄마의 변화 · 62
엄마 태교 · 64
Q & A · 66

⑬~㉔주 아기가 바깥 소리에 귀를 기울여요

동화
★ IQ(지능)를 길러 주는 동화 _ 까마귀와 물병 · 71
EQ(정서)를 길러 주는 동화 _ 파랑새 · 79
★ MQ(도덕성)를 길러 주는 동화 _ 큰바위 얼굴 · 89
★ SQ(사회성)를 길러 주는 동화 _ 벌거벗은 임금님 · 97
CQ(창의성)를 길러 주는 위인 이야기 _ 조앤 K. 롤링 · 105

정보
아기의 성장 · 112
엄마의 변화 · 114
엄마 태교 · 116
Q & A · 118

㉕~㊱주 아기의 반응이 나타나기 시작해요

동화
- ★ IQ(지능)를 길러 주는 동화 _ 지혜로운 아버지 · 123
- ★ EQ(정서)를 길러 주는 동화 _ 크리스마스 선물 · 131
- ★ MQ(도덕성)를 길러 주는 동화 _ 해님과 바람 · 139
- ★ SQ(사회성)를 길러 주는 동화 _ 브레멘 음악대 · 147
- CQ(창의성)를 길러 주는 위인 이야기 _ 폴 포츠 · 155

정보
- 아기의 성장 · 162
- 엄마의 변화 · 164
- 엄마 태교 · 166
- Q & A · 168

㊲~㊵주 아기가 세상에 나올 준비를 하고 있어요

동화
- ★ IQ(지능)를 길러 주는 동화 _ 장화 신은 고양이 · 173
- ★ EQ(정서)를 길러 주는 동화 _ 행복한 왕자 · 181
- ★ MQ(도덕성)를 길러 주는 동화 _ 소금을 지고 가는 당나귀 · 189
- SQ(사회성)를 길러 주는 동화 _ 빨강머리 앤 · 197
- CQ(창의성)를 길러 주는 위인 이야기 _ 가브리엘 샤넬 · 205

정보
- 아기의 성장 · 212
- 엄마의 변화 · 214
- 엄마 태교 · 216
- Q & A · 218

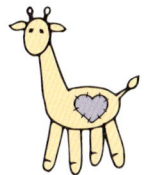

★ 구연동화로 되어 있는 동화입니다.

①~①②주
준비기

엄마와 가족들이 아기의 탄생을 얼마나
기쁜 마음으로 기다리고 있는지,
따뜻한 목소리로 전해 주세요.
월경이 멈추고, 체온이 오르는 등
몸의 변화가 많아지면서 불안해지기 쉬운 때입니다.
몸과 마음의 긴장을 풀고,
편안하게 아기와의 만남을 준비하세요.

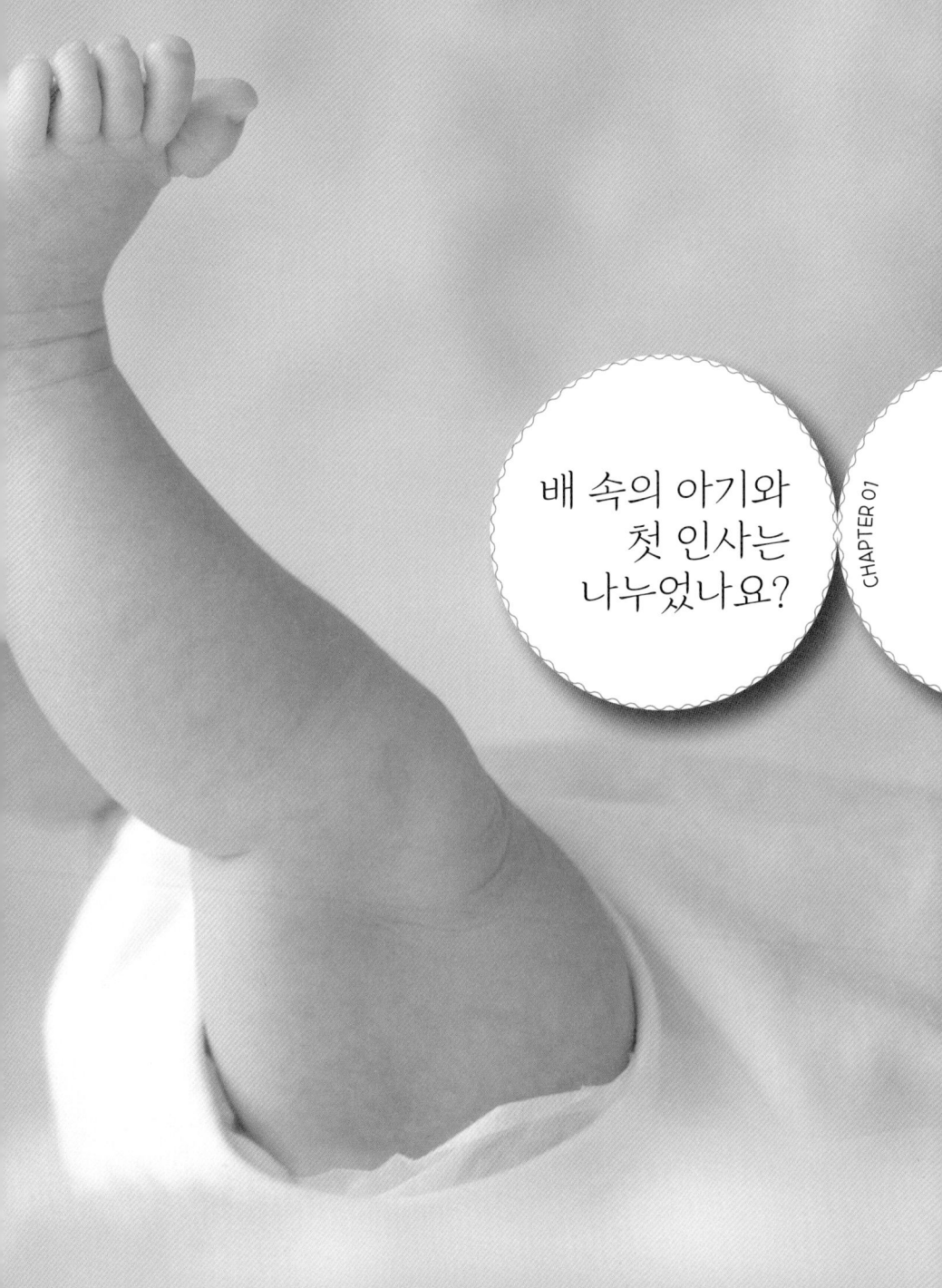

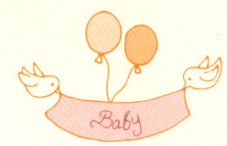

🦁 아기의 뇌는 임신 3주째부터 발육하기 시작해요.
5주에서 8주 사이에는
뇌가 급속도로 발달하기 때문에
머리가 몸보다 크답니다.

🦁 아기의 뇌는 임신 13주까지
엄마의 갑상선 호르몬의 영향을 크게 받습니다.
아기를 위해 엄마는 항상
갑상선에 신경을 써야 합니다.

🦁 끊임없는 대화로 아기의 두뇌를 자극하세요.
아기가 배 속에 있다고 해서
아무것도 보지 못하고 듣지 못하는 게 아니랍니다.
엄마와의 대화는 아기에게
세상을 배우는 통로이자 지혜를 배우는 원천입니다.

·· IQ(지능)를 길러 주는 동화
헨젤과 그레텔

깊은 산속 오두막집에 착한 나무꾼 아버지와 꾀 많은 새엄마, 그리고 헨젤과 그레텔이라는 사이좋은 오누이가 살고 있었어요.
어느 날부터 아주 오랫동안 비가 내리지 않았어요.
채소들은 말라 죽기 시작했고, 가난한 나무꾼 가족들은 먹을 것을 구하지 못해 굶는 날이 많아졌어요.
결국 굶주림에 지친 새엄마가 나무꾼에게 말했어요.
"여보, 아이들을 숲속에 버리는 게 어때요?"
"아니, 그게 무슨 소리오! 우리 아이들이 불쌍하지도 않소?"

"그럼 이대로 다 같이 굶어 죽자는 말이에요?"

나무꾼은 펄쩍 뛰었지만, 결국 아내의 성화에 못 이겨 아이들을 산에 버리기로 결심했어요.

그런데 배가 고파서 잠을 이루지 못하던 헨젤과 그레텔이 엄마, 아빠의 이야기를 엿듣고 말았어요.

그레텔은 겁에 질렸어요.

"아빠가 우리를 깊은 숲속에 버릴 거래. 이제 어떻게 하지? 엉엉."

"울지 마. 나에게 좋은 생각이 있어."

헨젤은 조용히 마당으로 나가 조약돌을 주웠어요.

다음날 아침, 새엄마는 헨젤과 그레텔에게 빵을 한 조각씩 주었어요.

그러고는 온 가족이 숲속을 향해 출발했어요.

"헨젤, 너는 왜 그렇게 꾸물거리는 거니?"

"작은 새 한 마리가 자꾸 저를 따라오는 것 같아서요."

사실, 헨젤은 주머니 속의 조약돌을 몰래 떨어뜨리며 천천히 걷고 있었어요.

깊은 숲속에 이르자, 아빠와 새엄마는 나무를 해오겠다며 멀리 가버렸어요.

헨젤과 그레텔은 새엄마가 준 빵을 먹고는 나무 그늘 아래에서 잠이

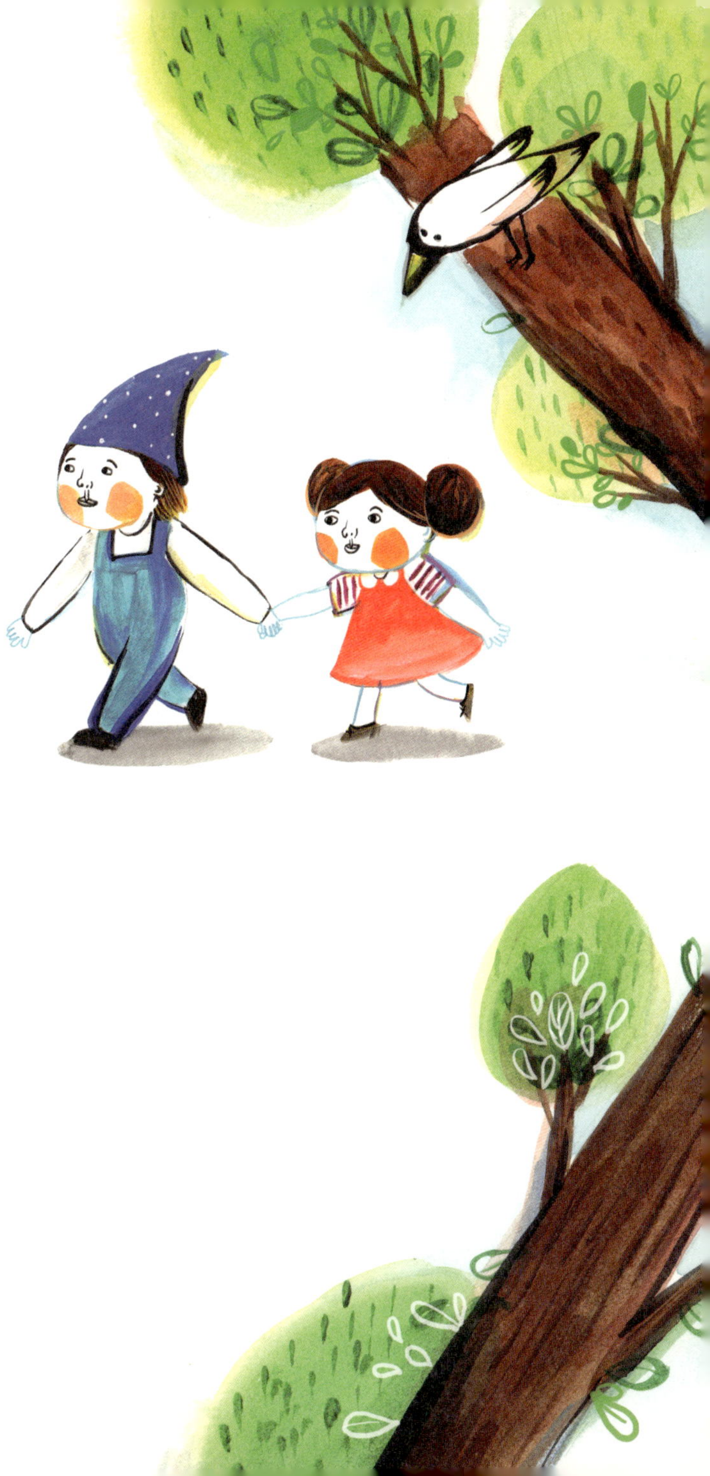

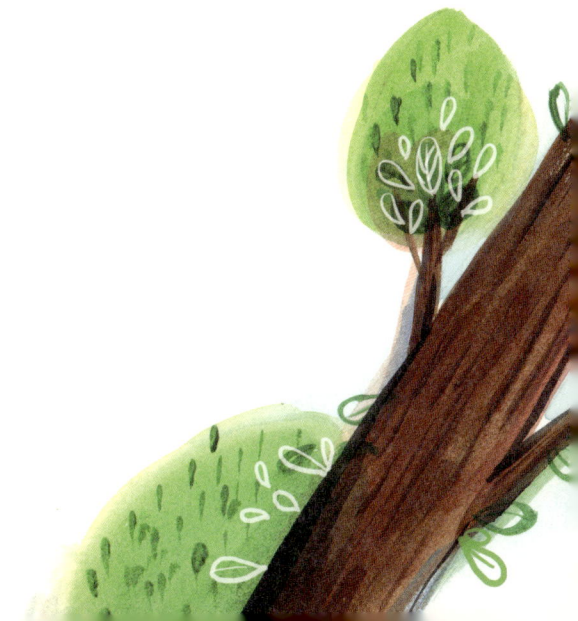

들었어요.

아이들이 눈을 떴을 때는 캄캄한 밤이었어요.

그레텔은 무서워서 소리 내어 울기 시작했어요.

"걱정 마, 그레텔. 저기 반짝이는 조약돌이 보이지? 저걸 따라가면 우리 집이 나올 거야."

달빛 아래 헨젤이 떨어뜨린 조약돌이 환하게 빛나고 있었어요.

헨젤과 그레텔은 조약돌을 따라 밤새 걸었어요.

아침 해가 뜰 무렵, 드디어 아이들은 오두막집에 도착했어요.

아이들이 돌아오자 아빠는 눈물을 흘리며 기뻐했어요.

하지만 여전히 비는 내리지 않았고, 새엄마는 또다시 나무꾼을 졸랐어요.

"얘들아, 내일은 더 깊은 숲속으로 나무를 하러 가야 하니까 일찍 자는 게 좋겠구나."

헨젤은 현관으로 살금살금 걸어갔어요.

하지만 밖으로 나갈 수 없었어요.

새엄마가 문을 잠갔거든요.

다음날, 온 식구가 숲속을 향해 걷기 시작했어요.

미처 조약돌을 줍지 못한 헨젤은, 점심때 먹어야 할 빵을 조금씩 뜯

어서 떨어뜨리며 걸었어요.

나무를 하러 간 아빠와 새엄마가 돌아오지 않자, 헨젤은 그레텔의 손을 잡고 일어섰어요.

그런데 낮에 자신이 떨어뜨린 빵 조각이 온데간데 보이지 않았어요.

배고픈 숲속의 동물들이 다 주워 먹었기 때문이죠.

"오빠, 집에 가려면 아직 멀었어?"

"조금만 더 힘을 내, 그레텔. 조금만 더 걸어가면 빵 조각이 보일지도 몰라."

"다리에 힘이 없어서 더 이상 걸을 수가 없단 말이야."

배고픔에 지친 그레텔은 길바닥에 털썩 주저앉았어요.

그때 신비롭고 아름다운 새 한 마리가 나타났어요.

"그레텔, 저 새를 따라가 보자. 우리 집을 알고 있을지도 몰라."

신비로운 새가 도착한 곳은, 먹음직스러운 과자로 만든 집이었어요.

배가 고팠던 헨젤은 비스킷으로 만들어진 지붕 위로 올라갔고, 그레텔은 달콤한 초콜릿 기둥을 정신없이 먹기 시작했어요.

그런데 갑자기 문이 벌컥 열리면서 웬 할머니가 나오는 게 아니겠어요?

"이녀석들! 누가 우리 집을 마음대로 먹으라고 했느냐?"

"죄송해요, 할머니. 너무 배가 고파서요."

"저런, 배가 많이 고픈 모양이구나. 안으로 들어와서 편하게 먹으렴."

친절한 할머니는 아이들에게 맛있는 저녁 식사를 대접하고 푹신한 침대도 빌려 주었어요.

고단한 하루를 보낸 헨젤과 그레텔은 금세 깊은 잠에 빠졌어요.

그런데 다음날 아침, 할머니는 헨젤을 다락방으로 끌고 가 작은 우리에 가뒀어요.

그러고는 그레텔에게 헨젤에게 먹일 맛있는 음식을 준비하라고 명령

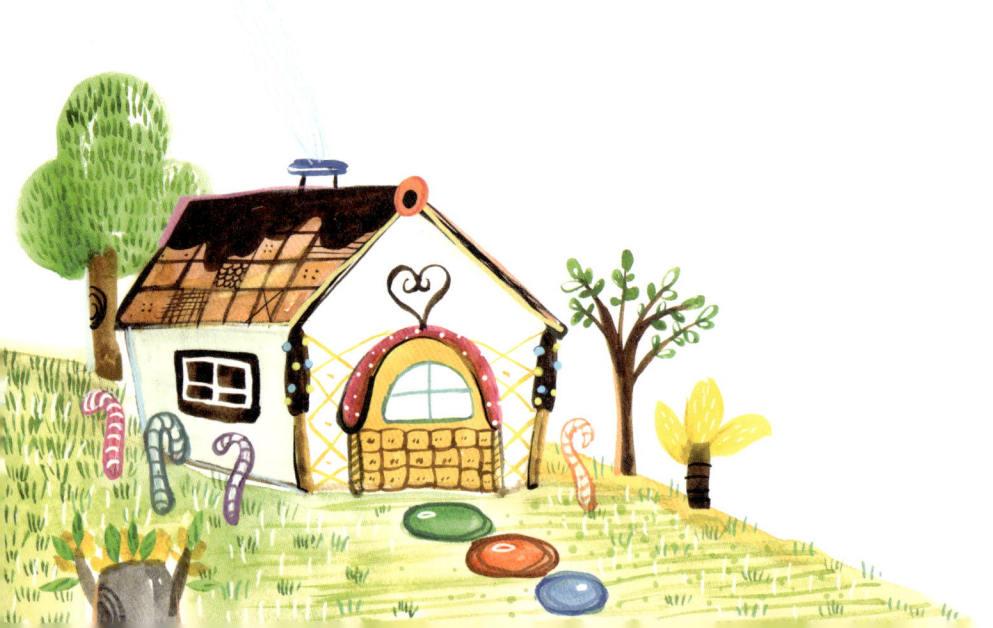

했어요.

할머니는 아이들을 잡아먹는 무서운 마귀할멈이었어요.

"오늘은 살이 얼마나 쪘는지 확인해 볼까? 자, 팔목을 내밀어 보렴."

시력이 나쁜 마귀할멈은 매일 아침 헨젤이 얼마나 살이 쪘는지 확인하기 위해 팔목을 잡아보았어요.

하지만 헨젤은 자신의 팔목 대신 앙상한 뼈를 내밀었어요.

"매일 맛있는 음식을 먹이는 데도 살이 찌지 않다니!"

화가 난 마귀할멈은 그레텔에게 물을 끓이라고 시켰어요.

헨젤이 살이 찌지 않자, 그레텔부터 잡아먹을 속셈이었어요.

그런데 그레텔이 꾀를 냈어요.

"할머니, 큰일났어요. 아궁이 안의 불이 꺼졌어요."

"무슨 소리냐. 아침까지만 해도 불이 이글이글 타고 있었는데……."

마귀할멈은 아궁이 안의 불을 확인하기 위해 아궁이 속을 들여다보았어요.

그 순간, 그레텔은 있는 힘껏 마귀할멈을 아궁이 속으로 밀어 넣고는 얼른 아궁이 문을 닫았어요.

그리고 다락방으로 올라가 헨젤이 갇혀 있는 우리의 문을 열었어요.

아이들은 힘껏 달려 숲속을 빠져 나왔어요.

오리를 타고 강을 건너자, 오두막집이 나타났어요.
"아빠, 헨젤과 그레텔이 돌아왔어요!"
"얘들아, 미안하다. 이제 우리 아무리 힘들어도 절대 헤어지지 말자꾸나."
아이들을 버린 뒤, 슬픔에 빠져 있던 아버지는 눈물을 흘리며 용서를 빌었어요.
새엄마는 병을 얻어 이미 세상을 떠났지요.
그 후 나무꾼과 아이들은 어렵고 힘든 일이 있어도, 서로의 손을 놓지 않고 행복하게 살았답니다.

아가야, 엄마야

(엄마 목소리로 들려주세요)

우리 아가도 안도의 한숨을 휴~ 하고 쉬는구나.
헨젤과 그레텔이 무사히 아빠를 만나서 정말 다행이야.
옛날 속담 중에 이런 말이 있어.
호랑이에게 잡혀가도 정신만 바짝 차리면 된다!
힘들고 어려운 일과 맞닥뜨렸을 때
주저앉아 엉엉 울고 싶을지도 몰라.
하지만 운다고 해결되는 일은 아무것도 없단다.
헨젤과 그레텔이 그랬던 것처럼
용기를 갖고 조금만 더 지혜롭게 생각하면
좋은 해결 방법을 찾게 될 거라고 엄마는 믿어.
우리 아가가 용기 있고 지혜롭게
세상을 살아갈 수 있도록
엄마가 옆에서 항상 응원할게!

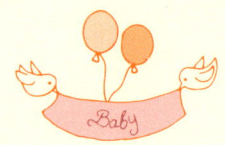

🌼 날씨에 대한 이야기로 하루를 시작하세요.
파란 하늘, 따사로운 햇살, 포근한 구름.
엄마가 느끼는 날씨에 대해
즐거운 마음으로 이야기하면
아기도 즐거운 기대감을 갖게 된답니다.

🌼 아기가 함께 보고 있는 것처럼
자세하게 설명해 주세요.
엄마가 상상하면서 즐거워하면
아기가 느끼는 즐거움은 두 배랍니다.

🌼 하하! 호호! 하루에 10번씩 웃어 보세요.
크게 웃는 것만으로도 태교가 된다는 사실!
웃을 때 생성되는 엔도르핀은
아기의 기분을 좋게 할 뿐 아니라
면역력을 강화시키는 데 도움을 준답니다.

·· EQ(정서)를 길러 주는 동화
어린 왕자

나는 비행기 조종사예요.
하지만 어릴 적 꿈은 멋진 그림을 그리는 화가였지요.
여섯 살 때, 엄청나게 큰 보아뱀이 코끼리를 꿀꺽 삼키는 그림을 그렸어요.
정말 무서운 그림이었지요.
하지만 그 그림을 본 어른들은 이렇게 말했어요.
"모자가 무섭다니, 이해할 수 없구나. 쓸데없는 그림을 그리는 대신, 공부를 좀 더 열심히 하는 건 어떻겠니?"

나는 화가가 되고 싶다는 꿈을 깨끗이 지워버렸어요.

그리고 비행기 조종사가 되었지요.

하늘을 나는 것을 무척 좋아했거든요.

하지만 좋아하는 일이 언제나 행복을 가져다주는 것은 아니었어요.

어느 날, 비행기가 아무도 없는 사막 한가운데 떨어지는 사고를 당했거든요.

사막은 무척 두렵고 무서운 곳이었어요.

어서 빨리 그곳을 벗어나고 싶어서 열심히 비행기를 고치고 있는데, 누군가 내 어깨를 툭툭 쳤어요.

"양 한 마리만 그려 주세요."

어린 꼬마였어요.

사막을 홀로 걷는 어린 꼬마라니, 정말 믿어지지 않았어요.

어떻게 양을 그려야 할지 몰라 어릴 적 그렸던 그림을 그려줬어요.

"이건 코끼리를 삼킨 보아뱀이잖아요. 저는 양을 보고 싶어요."

나는 구멍 세 개가 뚫린 커다란 상자를 그려서 내밀었어요.

"잘 봐, 양은 바로 이 안에 있단다."

어린 꼬마는 무척 좋아하며 방그레 웃었어요.

꼬마는 자신을 소혹성 B-612호의 어린 왕자라며 이야기를 들려주었어요.

커다란 바오밥나무가 있는 나의 별은 지구에서 아주 멀리 떨어져 있어요.

어느 날 처음 보는 싹이 돋아났어요.

그리고 아주 커다랗고 예쁜 장미꽃 한 송이가 피어났어요.

정말 사랑스러운 꽃이지만, 보살피기가 까다로웠어요.

햇볕이 강하면 그늘을 만들어 줘야 하고, 바람도 막아 줘야 하거든요.

장미는 자신이 아름다운 것을 무척 자랑스러워했어요.

호랑이가 온다 해도 가시가 많아서 무섭지 않다고 말했어요.

날이 갈수록 잘난 척하는 장미가 얄미웠어요.

그래서 다른 별로 여행을 떠나기로 결심한 거예요.

지구는 내가 도착한 일곱 번째 별이에요.

사막에 도착해서 가장 먼저 손가락처럼 가늘고 긴 노란 뱀을 만나게 됐어요.

"네가 떠나온 곳으로 돌아가고 싶을 때, 나에게 말하렴. 언제든지 도와줄게."

알 수 없는 말을 남긴 채, 노란 뱀은 스르르 사라졌어요.

오랫동안 걷고 또 걸어 장미가 만발하게 피어 있는 정원에 도착했어요.

장미를 본 나는 눈물을 흘렸어요.

세상에서 하나뿐인 줄 알았던 내 장미가, 수많은 장미 중의 하나임을 깨닫게 된 거예요.

울고 있는데 여우 한 마리가 나타났어요.

"여우야, 나는 지금 무척 슬프단다. 나와 함께 있어 주면 안 되겠니?"

"나도 그러고 싶지만, 서로 길들여지지 않으면 함께 있을 수 없어."

"길들여진다는 게 무슨 뜻이야?"

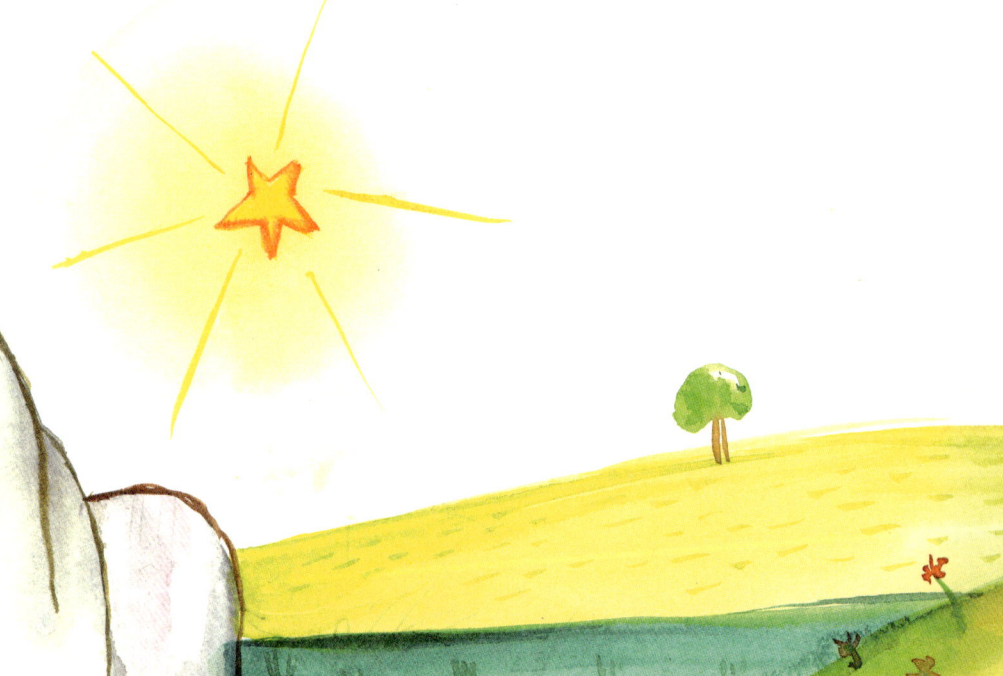

"길들여진다는 건 말이야, 세상에서 오직 하나밖에 없는 존재가 되는 거야. 만약 네가 나를 길들이면 내게 넌 세상에서 하나뿐인 소년이 되는 거고, 나는 네게 세상에서 하나뿐인 여우가 되는 거지."
눈물을 닦고 다시 한번 장미 정원을 바라본 나는 나의 장미와 정원의 장미가 조금도 닮지 않았다는 것을 깨달았어요.
나에게 소중한 꽃은 오직 소행성 B-612호에 피어 있는 단 한 송이의 장미뿐이었어요.
그런데 길들여진다는 게 좋은 것만은 아닌 것 같아요.
여우와 헤어질 때 마음이 많이 아팠거든요.

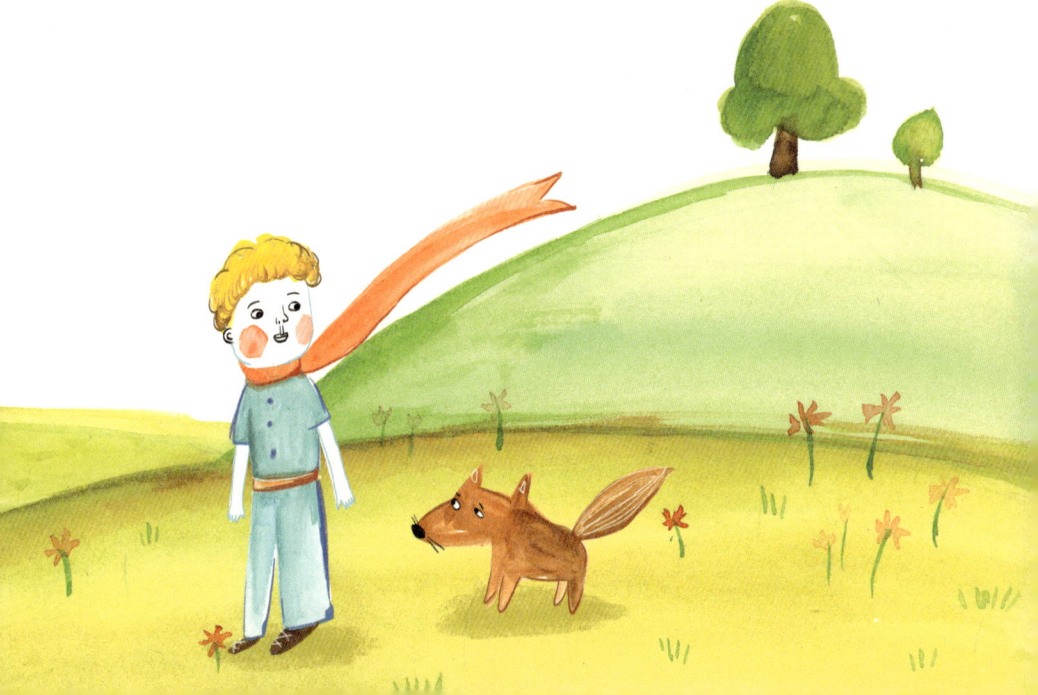

작별 인사를 나눌 때, 여우는 세상의 비밀 하나를 나에게 알려 주었어요.

"세상의 모든 것은 마음으로 보아야 해. 중요한 것은 눈에 쉽게 보이지 않는 법이거든. 네 장미가 소중한 것은 그 장미를 위해 잃어버린 너의 시간 때문이지."

비행기 고치는 것도 잊은 채 어린 왕자의 이야기를 듣던 나는 마실 물이 없다는 것을 깨달았어요.

어린 왕자의 손을 잡고, 하룻밤을 꼬박 헤맨 끝에야 간신히 작은 샘 하나를 찾을 수 있었지요.

우리는 시원한 물을 벌컥벌컥 마셨어요.

"사막이 아름다운 건 어딘가에 이렇게 샘을 감추고 있기 때문일 거예요."

어린 왕자는 고요한 눈빛으로 먼동이 밝아오는 하늘을 바라봤어요.

"오늘은 내가 지구에 온 지 꼭 일 년이 되는 날이에요. 양이 내 꽃을 먹지 못하도록 울타리를 그려주세요."

나는 양이 있는 상자 옆에 울타리를 그려줬어요.

어린 왕자는 마음이 놓인 듯 방긋 웃었어요.

"아저씨가 고장난 기계를 고칠 때까지, 이 샘에서 기다리고 있을게요."
다음날 비행기 수리를 마친 나는 어린 왕자가 기다리고 있는 샘으로 달려갔어요.
어린 왕자는 돌담에 앉아 가늘고 긴 노란 뱀과 이야기를 나누고 있었어요.
내가 가까이 다가가자 뱀은 슬그머니 사라졌어요.
어린 왕자의 발목에는 뱀의 이빨 자국이 선명하게 남아 있었어요.
"나는 내가 길들인 꽃에 대해 책임이 있거든요. 별거 아닌 네 개의 가시로 자신을 보호하는 연약하고 순진한 꽃이에요."
어린 왕자는 가쁜 숨을 내쉬며 환하게 웃었어요.
"그래서 나는 오늘 내 별로 돌아가요. 아저씨가 밤하늘을 바라보면 많은 별 중 하나에서 내가 아저씨를 향해 웃고 있을 거예요.
아저씨는 이제 웃는 별을 갖게 된 거예요."
어린 왕자는 머나먼 자신의 별 소행성 B-612호로 돌아갔어요.

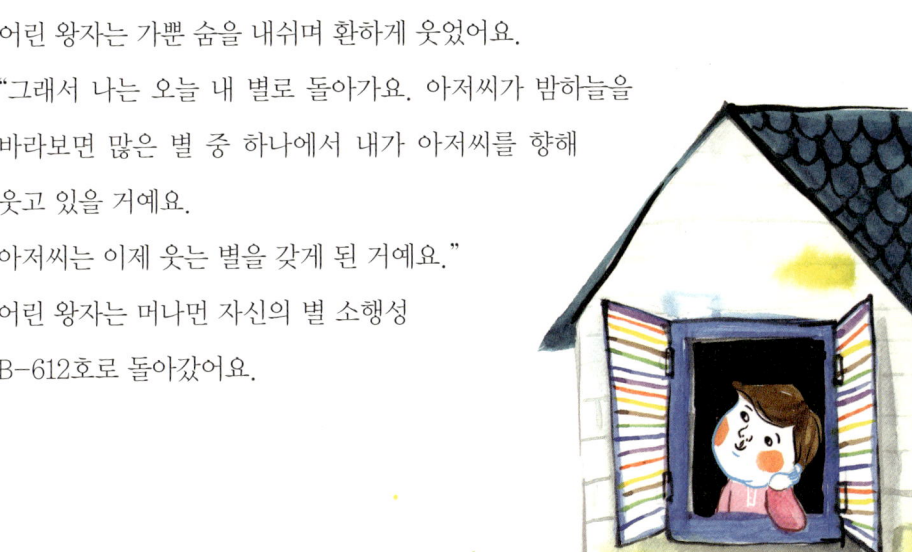

나는 내가 사는 도시로 돌아왔어요.
짧은 시간 동안, 나는 어린 왕자에게 길들여진 것 같아요.
어린 왕자가 떠났다는 사실이 매우 슬펐거든요.
그리고 밤하늘에 반짝이는 별들의 이야기에 귀를 기울이는 버릇이 생겼어요.
저 별 어디선가 어린 왕자가 웃고 있을 테니까요.

아가야, 엄마야

(엄마 목소리로 들려주세요)

우리 아가에게 가장 소중한 꽃은 무엇일까?
어린 왕자에게 가장 소중한 꽃은
정원에 피어 있는 수많은 장미가 아니라
자신의 별에 피어 있는 단 한 송이의 장미였어.
장미에게 물을 주고 햇볕과 바람을 막아 주면서
어린 왕자의 마음이 장미에게 길들여진 거야.
장미를 위해 쏟은 소중한 마음과 시간은
어린 왕자에게 더없이 특별한 의미를 갖게 된 것이지.
엄마도 열 달 후에 만나게 될 우리 아가를 위해
소중하고 특별한 시간을 보내고 있단다.
지금 엄마를 길들이고 있는 가장 소중한 꽃은
배 속에서 이야기를 듣고 있는 우리 아가란다.

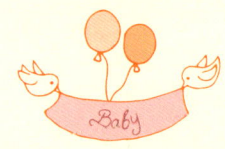

🌞
아기의 태명을 지어 주세요.
태담의 시작은 이름을 불러주는 것입니다.
다정하게 태명을 불러주면
아기와의 유대감이 높아지고
아기도 가족에 대한 소속감을 갖게 됩니다.

🌞
하루에 30분씩 동화를 읽어주세요.
하루에 30분 정도 꾸준하게 읽어주면
엄마의 이야기를 통해
아기의 상상력은 더욱 풍부해집니다.

🌞
긍정적인 이야기를 들려주세요.
따뜻하고 긍정적인 이야기는
아기의 심리 발달에 좋은 영향을 미칩니다.
아름다운 말을 듣고 자란 아기는
뇌 발육이 월등하다는 사실을 기억하세요.

··MQ(도덕성)를 길러 주는 동화
피노키오

혼자 외롭게 살아가는 제페토 씨는 귀엽고 착한 아들이 있었으면 하는 소망이 있었어요.
떡갈나무로 인형을 만들던 어느 날, 제페토 씨에게 신기한 일이 일어났어요.
"안녕하세요?"
나무 인형이 말을 하는 거예요.
외로운 제페토 씨를 불쌍하게 여긴 요정이 나무 인형에게 생명을 불어넣어 준 것이었어요.

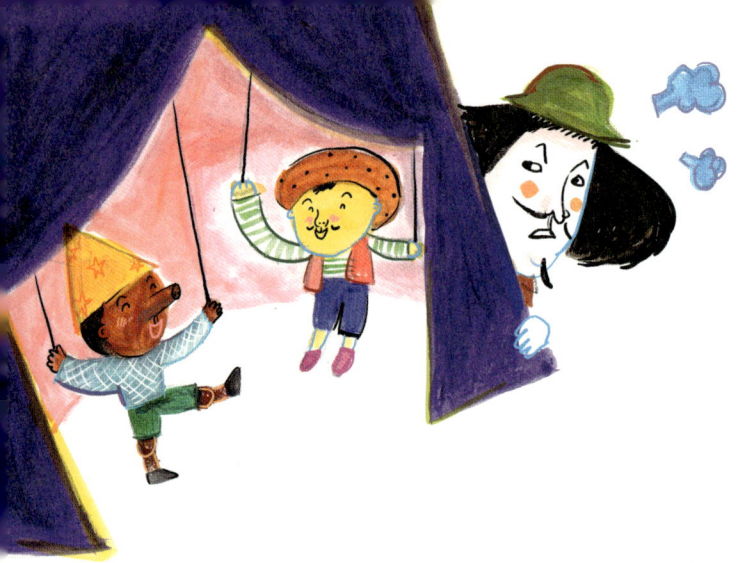

제페토 씨는 뛸 듯이 기뻤어요.

"지금부터 네 이름은 피노키오란다."

제페토 씨는 피노키오가 진짜 사람이 되기를 바랐어요.

그래서 다른 아이들처럼 학교에 보냈어요.

"피노키오야, 인형 극단이 왔대. 함께 구경 가자."

피노키오는 친구들의 꼬임에 빠져 학교 대신 인형극을 구경하러 갔어요.

입장료가 부족하자 공부할 책까지 팔아버렸어요.

피노키오는 두근거리는 마음으로 인형극을 구경했어요.

화려한 무대 위에서 피노키오와 같은 나무 인형들이 춤을 추고 있었어요.

"나와 똑같이 생긴 나무 인형들이네. 애들아, 나도 함께 놀자!"

그러나 한번도 춤을 배운 적이 없는 피노키오 때문에 무대는 엉망이 되었어요.
"이녀석, 너 때문에 인형극을 망쳐버렸잖아!"
"잘못했어요. 용서해 주세요."
피노키오는 울면서 용서를 빌었어요.
피노키오의 눈물에 극장 주인은 마음이 약해졌어요.
"그래, 반성을 했다니 착하구나."
마음씨 좋은 극장 주인은 피노키오에게 금화 몇 닢을 주었어요.
쩔그렁쩔그렁 요란하게 금화 소리를 내며 집으로 가는 피노키오 앞에 여우와 고양이가 나타났어요.
"이봐, 피노키오. 금화가 더 많이 필요하지 않니?"
"금화를 매달면 더 많은 금화가 주렁주렁 열리는 신기한 나무가 있어."
"정말? 나를 그곳으로 데려다줘. 부탁이야."
피노키오는 금화를 많이 벌어서 아빠를 호강시켜 드리고 싶었어요.
하지만 여우와 고양이는 피노키오를 나무에 거꾸로 매달고는 금화만 가지고 사라졌어요.
피노키오는 너무 슬퍼서 한참을 울다가 정신을 잃었어요.

눈을 떠보니 피노키오에게 생명을 불어넣어 준 요정이 물끄러미 피노키오를 바라보고 있었어요.

"피노키오야, 오늘 학교에 다녀왔니?"

"네."

그러자 피노키오의 코가 갑자기 쑥 하고 늘어났어요.

요정은 슬픈 눈으로 피노키오를 바라봤어요.

"그럼, 책은 어디에 있니?"

"학교에 두고 왔어요."

피노키오의 코가 더욱 길어졌어요.

고개를 가누기도 힘들 정도로 길게 늘어난 코를 보며 피노키오는 엉엉 울기 시작했어요.

"요정님, 잘못했어요. 다시는 거짓말 안 할게요."

피노키오는 요정과 약속했어요.

그러자 길게 늘어났던 코가 어느새 원래대로 돌아왔어요.

집으로 향하는 피노키오 앞에 장난감 마차가 멈춰 섰어요.

"안녕, 피노키오. 나와 함께 장난감 나라에 가서 신나게 놀지 않을래?"

피노키오는 잠시 고민하다가 이내 마차에 올라탔어요.

"조금만 놀다가 돌아가면 아빠도 크게 혼내지 않을 거야."
하지만 피노키오는 수많은 장난감에 파묻혀 신나게 노는 바람에 아빠를 까맣게 잊고 말았어요.
어느 날, 거울을 보던 피노키오는 깜짝 놀랐어요.
거울 속에는 양쪽 귀가 길고, 엉덩이에 커다란 꼬리가 돋아난 당나귀가 있었거든요.
"이랴, 이런 게으른 당나귀 같으니."
당나귀가 된 피노키오는 밭을 갈고, 무거운 짐을 나르고, 채찍으로 얻어맞기도 했어요.

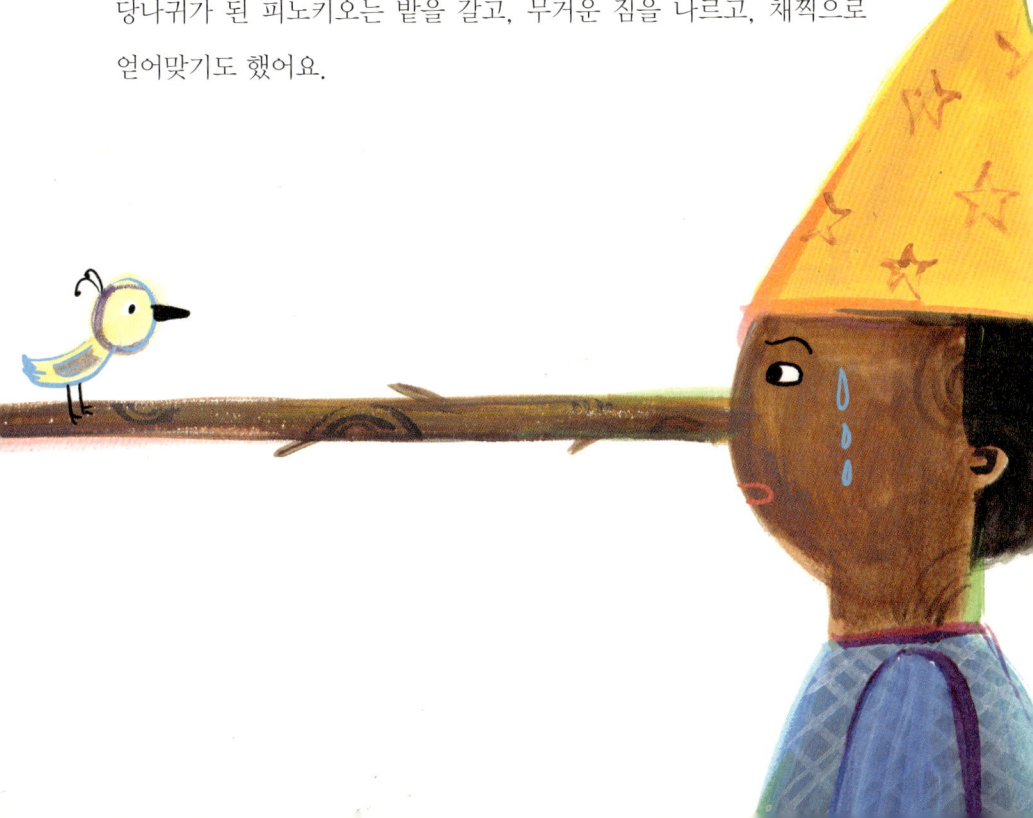

피노키오는 그제야 홀로 있을 아빠를 생각하며 매일 후회의 눈물을 흘렸어요.

날이 갈수록 쇠약해지는 피노키오는 결국 바다에 버려졌어요.

파도에 휩쓸려 고래의 배 속으로 빨려들어간 피노키오는 어둠 속에서 빛나는 불빛 하나를 발견했어요.

"아니, 이게 누구냐. 피노키오 아니냐?"

불빛의 주인공은 제페토 씨였어요.

피노키오를 찾으러 바다에 나왔다가 배가 뒤집히는 바람에 고래의 먹이가 된 것이지요.

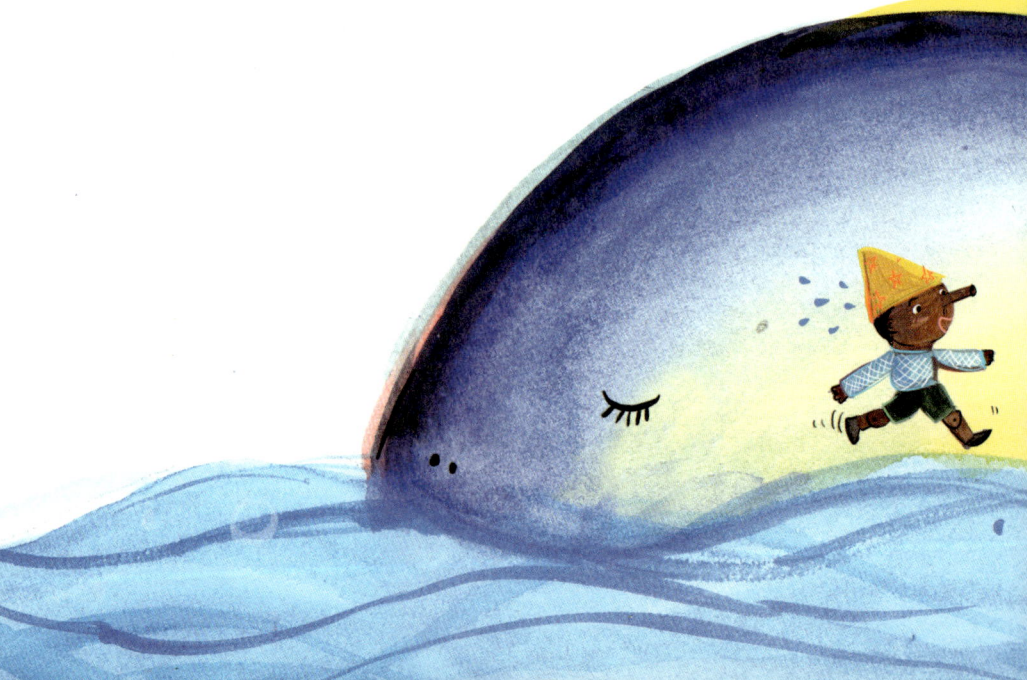

"제가 잘못했어요, 아빠. 이제 정말 착한 아들이 될게요."
피노키오는 아빠를 부둥켜안고 눈물을 흘리며 약속했어요.
그리고 고래가 하품하는 틈을 타 아빠를 등에 업고 바다 밖으로 헤엄쳐 나왔어요.
집으로 돌아온 피노키오는 착한 아들이 되기 위해 거짓말도 하지 않고 학교 공부도 열심히 했어요.
어느 날 밤, 피노키오의 꿈에 요정이 나타났어요.
"이제야 피노키오가 착한 아이가 되었구나."
요정은 피노키오를 향해 마술 지팡이를 흔들었어요.

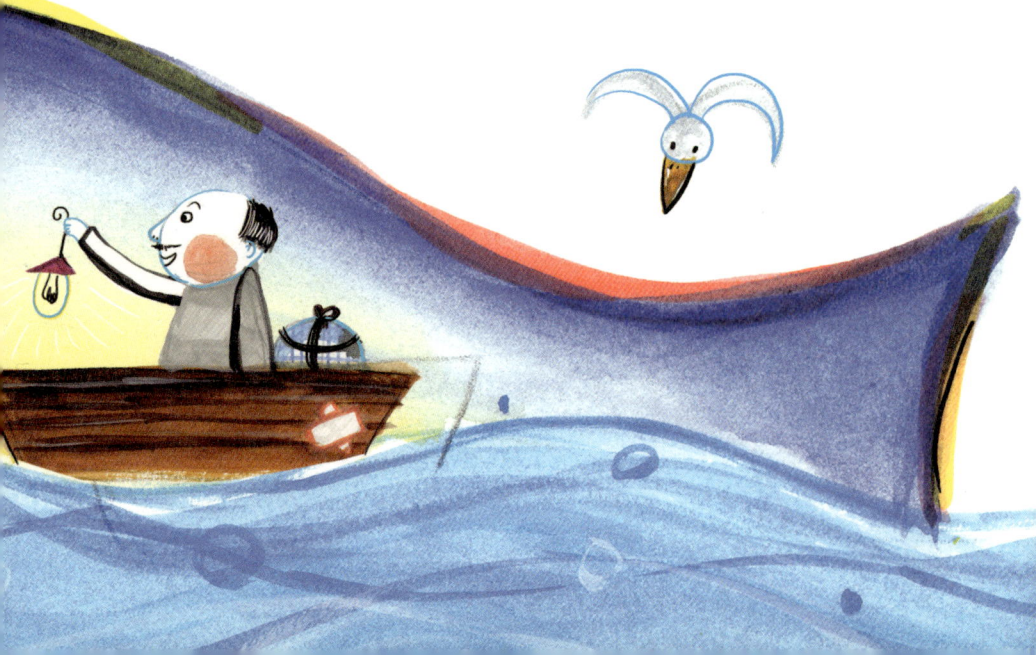

다음날 아침, 피노키오는 기쁨의 비명을 질렀어요.
"피노키오, 무슨 큰일이라도 생긴 거니?"
"아빠, 제 얼굴을 보세요."
피노키오의 얼굴에는 떡갈나무 대신 뽀얗고 보드라운 살이 돋아나 있었어요.
제페토 씨는 피노키오의 얼굴을 어루만지며 기쁨의 눈물을 흘렸어요.

아가야, 엄마야

(엄마 목소리로 들려주세요)

우리 아가의 코는 어떻게 생겼을까?
분명 반듯하고 예쁘게 생겼을 거야.
거짓말이 나쁘다는 건 피노키오도 알고 있었어.
하지만 그 순간을 모면하기 위해 거짓말을 했단다.
거짓말은 또 다른 거짓말을 낳고,
그 거짓말 때문에 더 큰 고난이 찾아오게 된단다.
아가야, 피노키오가 우리 아가에게 전해 달래.
언제나 양심이 가르치는 대로 생각하고 행동하는
착한 아이로 자라 달라고.

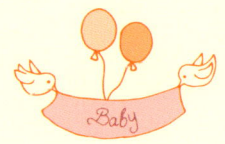

가족회의를 해 보세요.
아기도 함께 한다는 기분으로
가족회의를 진행해 보세요.
아기는 자연스럽게 사회성을 터득하고
가족 구성원으로서 책임감도 갖게 됩니다.

예절 바른 엄마가 되어 주세요.
가까운 이웃이나 어른을 만나면
공손하고 예의 바르게 인사를 하세요.
그런 다음 아기에게도 예절에 대해 설명해 주면 좋습니다.

신문을 읽는 것도 좋은 태교입니다.
흉악한 범죄나 사건, 사고는 피하고
경제의 흐름이나 문화에 대한 기사를
꼼꼼하게 읽어주세요.

∵SQ(사회성)를 길러 주는 동화
작은 아씨들

미국에서 남북 전쟁이 한창이던 때였어요.
전쟁의 포화 속에서도 크리스마스가 다가왔어요.
네 명의 자매가 아옹다옹 살고 있는 마치 씨네 집도 크리스마스 준비가 한창이었어요.
"올해 크리스마스에는 케이크도 쿠키도 없네. 좀 섭섭한걸."
"맞아. 빵과 감자가 전부라니, 하느님도 무심하시지."
언제나 명랑 쾌활한 둘째 조가 오늘은 뾰로통하네요.
귀염둥이 막내 에이미도 불만이에요.

크리스마스 식탁이라고 하기에는 너무 초라했거든요.
네 자매의 이야기를 조용히 듣고 있던 어머니가 말했어요.
"조금 전에 훔멜 씨 집에 다녀왔는데, 먹을 게 떨어진 지 오래됐다는구나. 여섯 명의 아이들이 벌써 며칠째 굶고 있대."
눈치 빠른 네 자매는 어머니의 말에 누가 먼저랄 것도 없이 바구니에 음식을 담기 시작했어요.
"크리스마스잖아요. 모두 함께 음식을 나눠 먹으면 훨씬 맛있을 거예요."
네 자매의 따뜻한 마음씨에 깊은 감명을 받은 로렌스 씨는 손자 로리를 통해 맛있는 음식과 멋진 꽃다발을 보내왔어요.
로리는 동갑내기 조에게 함께 연극을 보러 가자고 했어요.
작가 지망생인 조는 뛸 듯이 기뻤어요.
"정말 멋지다! 매그 언니와 함께 가도 될까?"
처음으로 하는 극장 나들이에 매그와 조의 가슴은 두근두근 뛰었어요.
하지만 막내 에이미는 심통이 잔뜩 났어요.
"왜 언니들만 가는 거야? 나도 연극 보고 싶단 말이야."
"너는 너무 어려서 안 돼. 아무리 졸라도 소용없어."

조가 딱 잘라 거절하자 에이미는 울상이 되었어요.

"내가 어리다고 무시한 걸 후회하게 될걸!"

즐겁게 연극을 보고 집에 돌아온 조는 벽난로를 보며 비명을 질렀어요.

갑작스러운 조의 행동에 온 가족이 깜짝 놀랐어요.

"왜 그러는 거야, 조?"

"내 소설이 난로 안에서 불타고 있어요. 분명 에이미 짓일 거야."

재가 된 소설을 붙들고 조는 엉엉 울었어요.

에이미가 사과했지만 조는 에이미의 사과를 받아주지 않았어요.

에이미와는 말도 하지 않고, 눈길조차 마주치지 않았어요.

며칠 뒤, 조와 로리는 스케이트를 타러 갔어요.

눈치를 보던 에이미도 몰래 따라나섰어요.

그런데 얇은 얼음 위를 지나다가 물속에 빠지고 말았어요.

"에이미, 안 돼! 허우적거리지 말고 내 손을 꼭 잡아."

물에 빠진 에이미를 보자 조의 얼굴이 파랗게 질렸어요.

그러고는 에이미의 손을 잡고 있는 힘껏 물 밖으로 끌어냈어요.

두 자매는 부둥켜안고 엉엉 울었어요.

"언니, 내가 정말 잘못했어. 내 생각이 짧았어."

"아니야. 나도 너무 심했어. 미안하다, 에이미."
냉랭하던 조와 에이미가 화해하면서 집 안에는 다시 웃음꽃이 피어났어요.
하지만 전장에서 충격적인 소식이 날아왔어요.
전쟁터에서 군인들을 돌보던 목사님인 아버지가 부상을 입었다는 슬픈 소식이었어요.
아버지를 간병하기 위해 어머니는 전쟁터로 떠날 결심을 했어요.
하지만 짐을 꾸리다 말고 털썩 주저앉고 말았어요.
돈이 모자라서 기차표를 끊을 수 없었던 거예요.

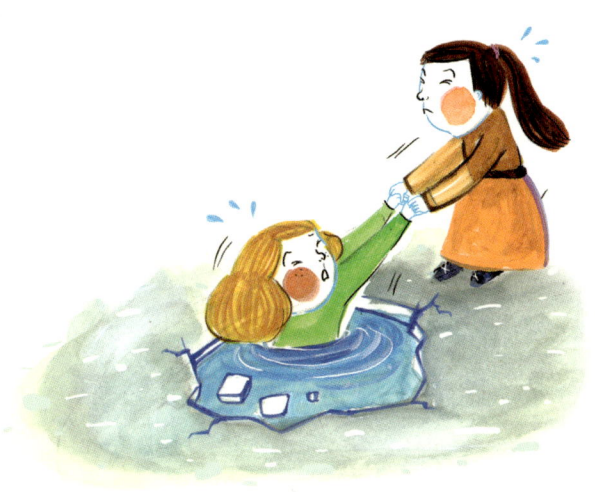

"엄마, 너무 걱정하지 마세요. 이 정도면 부족하지 않을 거예요."
조가 어머니에게 돈을 내밀었어요.
어머니와 다른 자매들의 눈이 휘둥그레졌어요.
"조, 이 돈 어디에서 난 거니?"
조는 환하게 웃으며 쓰고 있던 모자를 벗었어요.
탐스럽던 조의 긴 머리카락이 짧게 잘려 있었어요.
어머니의 여비를 마련하기 위해 머리카락을 잘라서 팔았던 거죠.
어머니와 언니, 동생들이 조를 감싸안았어요.
어머니의 빈자리를 채우기 위해 네 자매는 부지런히 일했어요.
병에 걸린 훔멜 씨네 아기들을 돌보는 것도 자매들의 몫이었어요.
그런데 몸이 약한 셋째 베스가 아기들에게서 전염병을 옮고 말았어요.
"성홍열이에요. 이미 앓았던 매그와 조는 괜찮지만, 에이미는 다른 곳으로 옮겨야 해요."
막내 에이미는 고모할머니 집에서 지내고, 매그와 조는 온종일 베스를 간호했어요.
하지만 베스의 병은 점점 심각해졌어요.
"이럴 때 엄마가 계시면 얼마나 좋을까."

그때였어요. 기적처럼 어머니의 목소리가 들려왔어요.

"애들아! 베스가 아프다고, 로리가 편지를 했더구나."

어머니가 돌아오자 베스는 기운을 차리기 시작했어요.

또다시 크리스마스가 돌아왔는 때에는 외출을 할 수 있을 정도로 건강을 되찾았어요.

고모할머니 집에서 지내던 에이미도 집으로 돌아왔어요.

옆집에 사는 로렌스 씨는 네 자매를 위해 까맣고 윤기가 흐르는 멋진 그랜드 피아노를 선물했어요.

하지만 진짜 선물은 따로 있었어요.

늦은 밤 똑똑 하고 문 두드리는 소리가 들렸어요.

"세상에, 아빠! 아빠가 돌아오셨어요!"

건강한 모습으로 돌아온 아버지의 모습에 가족들은 하나가 되어 얼싸안았어요.

네 명의 작은 아씨들에게 세상에서 가장 특별한 크리스마스가 시작되고 있었어요.

아가야, 엄마야

(엄마 목소리로 들려주세요)

네 명의 작은 아씨들이 사는 집은
사건과 사고가 끊이질 않는구나.
투정도 부리고 다투기도 하지만,
가족이라는 울타리 안에서
배려라는 마음을 배우는구나.
작은 아씨들에게 진정한 크리스마스 선물은
가족들 간의 따뜻한 사랑이 아닐까?
이제 한 가족이 된 우리 아가와 엄마, 그리고 아빠와 함께
작은 아씨들처럼 가족을 사랑하는 마음과
배려하는 마음을 배워 볼까?

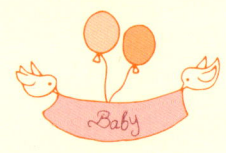

🌞
매일 시간을 정해
엄마의 평온한 목소리로 시를 읽어주세요.
일상 속에서 즐기는 예술은
아기의 상상력과 창의력을 길러 줍니다.

🌞
TV를 끄고 상상을 즐기세요.
TV를 시청하는 시간이 길어질수록
상상하는 시간이 줄어들겠죠.
아기와 엄마는 생각을 공유하기 때문에
엄마의 상상은 아기의 뇌에 좋은 자극을 줍니다.

🌞
새로운 산책 코스를 찾아보세요.
임신부에게 가장 좋은 운동은 걷기!
새로운 길을 찾아서 걷다 보면
기분 전환은 물론 아기의 뇌에도
좋은 영향을 줍니다.

∵ CQ(창의성)를 길러 주는 위인 이야기
피카소

"여보, 이리 와서 이것 좀 보세요."
스페인 말라가의 한 저택에서 작은 소동이 일어났어요.
아내의 호들갑스러운 목소리에 아기의 아버지가 황급히 달려왔어요.
"이걸 진정 이 아이가 그렸단 말이오?"
아버지는 이제 막 아장아장 걷기 시작한 어린 아들의 그림이 예사롭지 않다는 것을 깨달았어요.
이 아기의 이름이 바로 파블로 피카소예요.
"파블로, 또 그림을 그리고 있는 거니?"

"아버지가 그린 비둘기보다 더 멋진 비둘기를 그릴 거예요."
"밖에서 친구들과 함께 뛰어놀기도 해야지."
"엄마, 저는 그림 그릴 때가 가장 행복해요."
파블로는 자나깨나 방 안에서 그림만 그렸어요.
그리고 열네 살의 어린 나이에 바르셀로나의 명문학교 론자미술학교에 입학했어요.
그런데 2년 뒤, 파블로에게 고민이 생겼어요.
"아버지, 더 이상 콩쿠르에 참가할 수 없어요."
스페인의 모든 미술 콩쿠르에서 상을 휩쓸었기 때문에 이제 그가 참가할 콩쿠르가 없었던 거예요.
고민하던 파블로는 열아홉 살이 되던 해에 예술의 도시 파리에 가기로 마음먹었어요.
그러나 시골 학교의 미술 선생님이었던 아버지는 피카소에게 파리에서의 생활비를 지원해 줄 수 없었어요.
"애야, 정말 미안하구나."
"괜찮아요, 아버지. 저는 천재적인 재능을 가졌잖아요. 파리에 가면 금방 유명한 화가가 될 수 있을 거예요."
파블로는 자신감을 갖고 파리로 떠났어요.

처음 몇 달은 모든 박물관과 미술관을 돌아보며 열심히 그림 공부를 했어요.
그리고 페르낭드라는 예쁜 아가씨를 만나 사랑에 빠졌어요.
파블로는 페르낭드를 모델로 수많은 그림을 그렸어요.
하지만 피카소의 그림을 사는 사람은 아무도 없었어요.
"파리 사람들은 내 그림을 이해하지 못하는 것 같아."
"용기를 내요, 피카소. 당신이 늘 말했잖아요. 상상할 수 있는 모든 것은 현실이 된다고. 우리 함께 당신이 유명한 화가가 되는 그날을 상상해 봐요."
페르낭드는 다정하게 피카소를 위로했어요.
하지만 두 사람은 너무 가난했어요.
신발 살 돈이 없어 며칠씩 비좁고 어두운 방에 갇혀 있었던 적도 있었어요.
겨울에는 석탄이 없어 추위에 덜덜 떨어야 했고요.
지붕은 비가 새기 일쑤였고, 창문 틈으로 칼날같은 찬바람이 비집고 들어왔어요.
"피카소, 이게 우리의 마지막 빵이에요."
"이제 꼼짝 없이 얼어죽거나 굶어죽게 생겼구려."

"아니에요. 저에게 좋은 생각이 있어요."
추위와 가난에 지친 두 사람은 머리를 맞대고 좋은 수를 생각해 냈어요.
일주일에 한 번씩 식료품 차가 오는 날이었어요.
배달부가 문을 두드렸어요.
"주문하신 석탄과 음식을 갖고 왔어요."
"미안해요. 잠깐만 기다려 주세요. 지금 옷을 다 벗고 있어서요."
페르낭드가 다급한 목소리로 외쳤어요.
하지만 모두 거짓말이었어요.
피카소와 페르낭드는 배달부가 다시 문을 두드릴 때까지 조용히 기다렸어요.
"나는 오늘 무척 바쁘다고요. 대체 언제 나오는 겁니까?"
"옷을 모조리 빨아서 입을 옷을 찾는 중이에요."
"오늘 배달할 곳만 스무 군데가 넘는다고요. 나 참……."
"그럼, 그냥 문 앞에 두고 가실래요? 돈은 다음 주에 드릴게요."
"음, 어쩔 수 없지요. 그렇게 합시다."
식료품 차가 떠나자 피카소와 페르낭드는 살며시 문을 열었어요.
식료품 상자 안에는 치즈와 빵을 비롯한 음식과 추위를 이겨 낼 수 있는 석탄이 들어 있었어요.
두 사람은 열심히 일해서 일주일 후에 그 빚을 갚았어요.
이름 없는 화가에게 파리에서의 생활은 비참하고 서러웠어요.
하지만 피카소는 자신을 믿었어요.
언젠가는 유명한 화가가 되어 멋진 전시회를 여는 그날을 상상했어요.
"요즘, 파리에서 피카소라는 화가의 그림이 화제라면서요?"
"정말 대담하고 독창적인 그림을 그리는 화가예요."
드디어 피카소의 꿈이 이루어졌어요.
피카소의 끊임없는 열정과 실험 정신을 예술의 도시 파리도 인정하게 된 거예요.

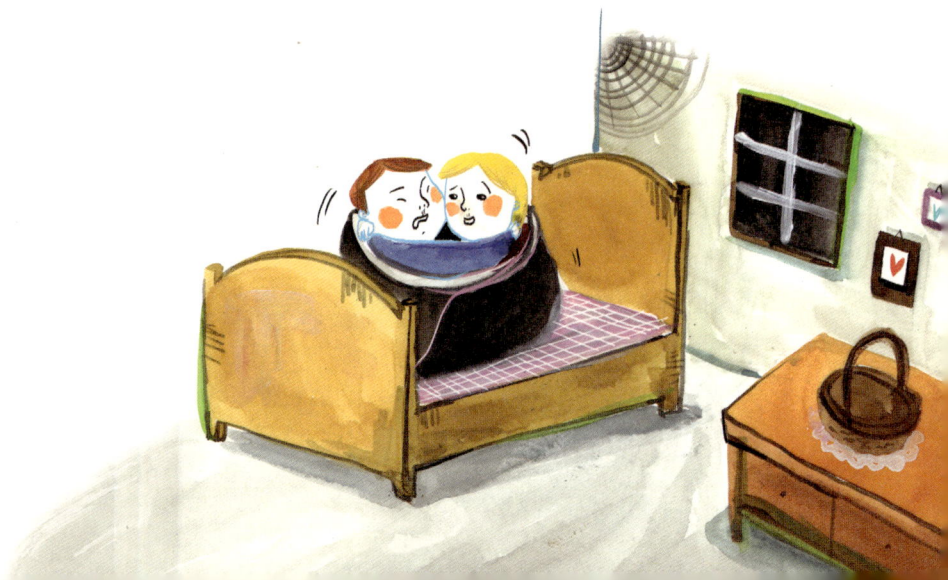

유명해진 만큼 그림 가격도 아주 비쌌어요.
피카소는 더 이상 가난한 화가가 아니에요.
"예술가는 자유롭게 상상해야 해요. 그리고 명심하세요. 상상하는 모든 것은 현실이 될 수 있다는 것을……."
피카소는 그림뿐 아니라 도자기나 석판화 제작 등 예술가로서 할 수 있는 모든 분야에 도전했어요.
고정 관념에서 벗어난 피카소의 현실적인 그림은 20세기 최고의 예술로 인정받았으며, 오늘날까지 현대 미술의 거장으로 많은 사람들의 사랑과 존경을 받고 있답니다.

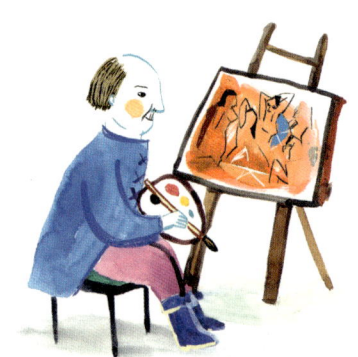

아가야, 엄마야

(엄마 목소리로 들려주세요)

아가야, 피카소는 실험 정신이 대단한 사람이었대.
일반 사람들이 상상할 수 없는 현실적인 세계를 그림으로 그려
오늘날까지도 현대 미술의 거장으로 존경받고 있단다.
피카소는 미술에 천재적인 재능을 가졌지만,
그보다 더 중요한 것은 늘 자신을 믿었다는 거야.
빵이 없어 며칠씩 굶었을 때도 큰소리를 쳤대.
자신은 틀림없이 훌륭한 화가가 될 거라고.
우리 아가에게는 어떤 재주가 있을까,
엄마는 참 궁금해.
하지만 엄마가 가장 바라는 건
우리 아가도 할 수 있다는 자신감을 갖는 거야.
피카소처럼!

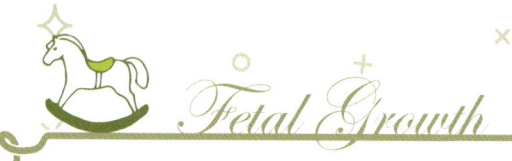

아기의 성장

(임신 1개월)‥ 배아는 길이 0.5~0.7cm, 몸무게 1g 정도

마지막 생리일의 첫날에서 2주 정도 지난 시기예요
엄마가 알지 못하는 사이 작은 생명이 피어나고 있습니다. 태낭 안에 있지만 초음파 검사로도 정확한 확인을 할 수 없습니다. 아직까지는 배아라고 부르며, 9주가 되어야 비로소 태아라고 부릅니다.

(임신 2개월)‥ 배아는 길이 2~4cm, 몸무게 4g

본격적인 태아의 모습을 갖추게 돼요
뇌와 신경 세포의 80%가 만들어집니다. 이마와 코, 눈과 콧구멍이 선명해지면서 얼굴이 점차 분명해집니다. 팔다리와 손의 형태도 알아볼 수 있습니다.

각 신체 기관의 발육이 시작돼요
시신경, 청신경, 뇌가 급속하게 발달합니다.

심장이 활발하게 움직여요
임신 6주가 되면 초음파로 아기의 심장이 뛰는 것을 볼 수 있습니다.

(임신 3개월)‥ 태아는 길이 3~6cm, 몸무게 10g

태아가 급성장해요
이 시기부터 초음파 검사를 통해 손발을 움직이는 태아의 모습을 확인할 수 있습니다.

얼굴 모양이 잡혀가요
눈꺼풀, 입술, 턱, 뺨이 발달하여 얼굴 모양을 갖추기 시작해요. 잇몸, 발톱뿐 아니라 뼈도 단단해집니다.

팔다리가 보여요
머리에 비해 팔다리가 더 길어지고, 손가락과 발가락이 나타납니다. 팔꿈치가 완성되어 팔을 구부릴 수 있으며, 손가락에 지문이 만들어집니다.

피부가 투명해요
혈관이 비칠 정도로 피부가 투명합니다. 땀샘과 피지선이 발달하며 피부에 솜털이 돋아납니다.

뇌세포가 성장하는 중요한 시기예요
뇌세포와 척수 세포들이 급격히 성장하면서 머리가 전신의 1/3 정도 차지하게 됩니다. 의식이 싹트기 시작하며, 태아의 얼굴과 몸에 배내털이라는 솜털이 자라기 시작합니다.

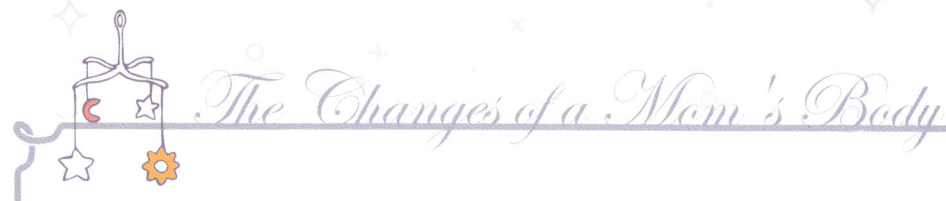

엄마의 변화

(임신 1개월) ·· 엄마의 자궁은 달걀 크기 정도

막 수정이 일어난 시기예요
수정이나 착상은 아무런 느낌 없이 진행되기 때문에 대부분 임신을 느끼지 못하지만 예민한 사람은 감기 증세와 비슷한 증상을 느끼기도 합니다.

쉽게 피로해지고 나른해져요
컨디션이 좋지 않거나 쉽게 피곤하고, 속이 매스껍다면 약을 복용하기 전 임신 가능성을 염두하여 자신의 몸 상태를 체크하는 것이 필요합니다.

(임신 2개월) ·· 엄마의 자궁은 거위알 크기 정도

임신 증상이 나타나요
유방이 당기고, 소변을 보는 횟수가 잦아지고, 두통이 심해지면서 쉽게 피로해집니다. 또한 질 분비물이 많아집니다.

자궁이 아기를 보호할 준비를 해요
안전하게 착상될 수 있도록 자궁벽은 부드러워지고, 외부의 충격으로부터 자궁을 보호하기 위해 자궁 근육은 두꺼워집니다.

심리적 불안감이 생겨요
임신에 대한 기대감과 불안감이 교차하는 시기입니다. 새로운 생명과의 만남을 기대하면서 긴장을 풀고 마음을 편안하게 갖는 것이 무엇보다 중요합니다.

유산의 위험이 있어요
아직 태반이 미완성된 시기이므로 안정을 취하는 것이 중요합니다.

입덧 때문에 식욕이 없어요
입덧이 시작되어 식욕이 없기도 합니다. 하지만 굶기보다는 음식을 여러 차례 나누어 먹도록 합니다.

(임신 3개월)‥엄마의 자궁은 어른 주먹만 한 크기

입덧이 더욱 심해져요
입덧으로 인한 구토 증상이 더욱 심해집니다. 환기를 자주 해서 음식 냄새를 없애고, 신선한 과일이나 입맛 당기는 간식을 준비합니다. 레몬이나 식초와 같이 신맛이 나는 음식과 시원한 음료수는 입덧을 줄이는 데 효과적입니다.

가슴과 허리선에 변화가 생겨요
아직 몸무게가 크게 늘지는 않지만 가슴이 커지고 허리선이 둥글어지는 등 신체에 변화가 시작됩니다. 자궁이 방광을 누르고 있기 때문에 소변을 자주 보게 되고, 변비가 생깁니다.

점액성 질 분비물이 많아져요
분비물이 붉은색이나 녹색을 띤다면 세균 감염이 의심되므로 반드시 병원에 가서 정확한 진단을 받는 것이 좋습니다.

유산의 위험이 가장 높은 시기예요
유산의 80% 정도가 이 시기에 발생되므로 무리한 운동이나 여행은 하지 않는 게 좋습니다.

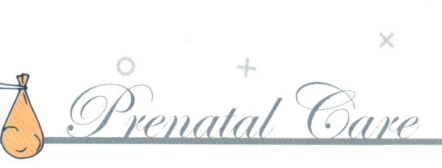

엄마 태교

몸과 마음을 언제나 편안하게 유지하세요
우리 아기가 건강하게 태어날 수 있을까?
새로운 생명을 잉태했다는 기쁨만큼이나 걱정과 고민도 뒤따르기 마련입니다. 하지만 엄마의 불안한 마음과 스트레스가 배 속 아기에게도 고스란히 느껴진다는 걸 잊지 마세요. 엄마의 몸을 통해 끊임없이 성장 발달에 필요한 혈액을 공급받게 되는데, 불안과 스트레스를 느낄 경우 자궁 혈관이 수축하고, 태아에게 전달되는 혈류가 감소하게 됩니다.
사랑하는 아기를 위해서라도, 늘 몸과 마음을 편안하게 유지하는 게 중요합니다.

기분이 좋아지는 음악을 들어보세요
옛날에는 왕실의 여인이 임신을 하면 궁중 악사를 불러 가야금과 거문고를 연주하게 했답니다. 기분 좋은 음악은 뇌를 활성화시키고 엔도르핀 분비를 촉진하기 때문에 불안감 해소에도 도움을 줍니다. 또한 아기를 즐겁게 해 주는 좋은 태교 방법이기도 해요.
임신 28주가 지나야 귀가 제모습을 갖추지만 소리는 3개월부터 들을 수 있다고 합니다. 이때는 소리를 귀로 듣는 게 아니라 진동을 통해 피부로 듣기 때문에 약간 높은 톤의 음악이 좋습니다.

고단백 음식을 충분히 섭취하세요

임신 11주가 되면 태아는 대뇌 피질이 두꺼워지고, 뇌 표면에 기억을 저장하는 주름이 생기기 시작합니다. 이때 엄마가 먹는 단백질의 50%가 아기의 성장과 발육에 사용된다고 합니다. 만약 단백질 섭취가 부족할 경우 아기의 발육은 물론 뇌세포 형성에도 좋지 않은 영향을 주게 됩니다.
우유, 호두, 잣, 아몬드, 미나리, 굴, 동물의 간, 소라 등의 고단백 식품을 충분히 섭취하는 게 좋습니다.

태담은 온 가족이 함께하세요

태담은 태교의 시작이라고 할 수 있습니다. 아기에게 태명을 지어 주고 시간이 날 때마다 이야기를 건네주세요. 태담을 하면 아기가 실제로 배 속에서 존재한다는 것을 실감하게 되고, 엄마의 사랑도 아기에게 전해줄 수 있습니다.
하지만 실제로 볼 수도 느낄 수도 없는 아기의 존재감을 느끼기 위해선 엄마 한 사람의 노력보다는 같이 사는 모든 가족, 아빠를 비롯해 주말에 만나는 할머니와 할아버지까지 온 가족이 태아를 실제 아기로 대하는 게 좋습니다. 그리고 가족 간의 대화에도 아기를 포함해서 이야기를 나눠야 진정한 태담이 이뤄질 수 있답니다.

Question & Answer

Question 두통이 너무 심해요

Answer 임신으로 인해 두통이 심해지는 경우도 있습니다. 임신 초기의 두통은 혈압이나 황체 호르몬에 의해 생겨납니다. 또 입덧으로 인해 두통이 생기기도 합니다. 이러한 두통은 임신 초기가 지나면 점차 사라집니다.
하지만 임신 후기에도 두통이 사라지지 않는다면 임신 중독증이 의심됩니다. 기분 나쁜 두통이 오래 지속되거나 통증이 심하다면 의사의 진료를 받는 것이 좋습니다.

Question 변비가 생겼어요

Answer 임신을 하면 변비가 생깁니다. 태아로 인해 자궁이 커지면서 대장을 누르기 때문에 변비가 생길 수도 있고, 임신으로 인한 황체 호르몬의 분비가 많아지면서 대장의 움직임이 둔해질 수도 있으며, 입덧 때문에 음식 섭취가 줄어들면서 변의 양도 함께 줄어 변비가 심해지기도 합니다. 또 철분제의 복용도 변비의 원인이 되기도 합니다.
변비를 예방하기 위해서는 식이 섬유가 풍부한 미역, 다시마 등의 해조류나 사과, 배 등의 과일이나 오이, 양배추, 브로콜리 등을 섭취하는 게 좋습니다.

Question 입덧이 너무 심해요

Answer 임신부마다 차이가 있겠지만 임신을 하면 어느 정도 입덧을 하게 됩니다. 하지만 입덧이 너무 심해 아무런 음식도 먹지 못하는 경우도 있습니다.
스트레스로 인해 입덧이 심해질 수 있기 때문에 입덧이 심할 때는 마음을 편히 갖고 충분한 휴식을 취합니다. 속이 매스껍다고 해서 굶기보다는 음식을 여러 번 나누어 조금씩 먹고, 맛과 향이 진하지 않은 비스킷 종류를 먹도록 합니다. 산책을 하면서 상쾌한 공기를 마시는 것도 입덧을 없애는 좋은 방법입니다.

Question 소변이 자주 마려워요

Answer 자궁 앞에 위치한 방광으로 인해 임신부는 요의를 자주 느낍니다. 또 소변을 보더라고 개운하지 않습니다. 이런 증상은 임신 4개월까지 계속됩니다. 그리고 임신 후기로 접어들면 태아의 머리가 커지면서 방광을 누르게 되어 다시 빈뇨 증세가 나타납니다.
빈뇨 증상은 임신 증상 중 하나입니다. 하지만 소변을 볼 때 통증이 느껴진다면 세균 감염이 의심되므로 병원에서 정확한 진단을 받아야 합니다.

①③~②④주
안정기

아기가 다양한 세계를 접할 수 있도록 도와주세요.
새로운 취미 생활을 시작하거나
일상에서 벗어나 가벼운 여행을 떠나는 것도 좋습니다.
자연 풍경이나 새로운 사물을 보면서 느낀 점,
모양, 색깔 등 보이는 그대로를 자세하게
이야기해 주면 배 속 아기도 새로운 세계에
흥미를 가지게 될 거예요.

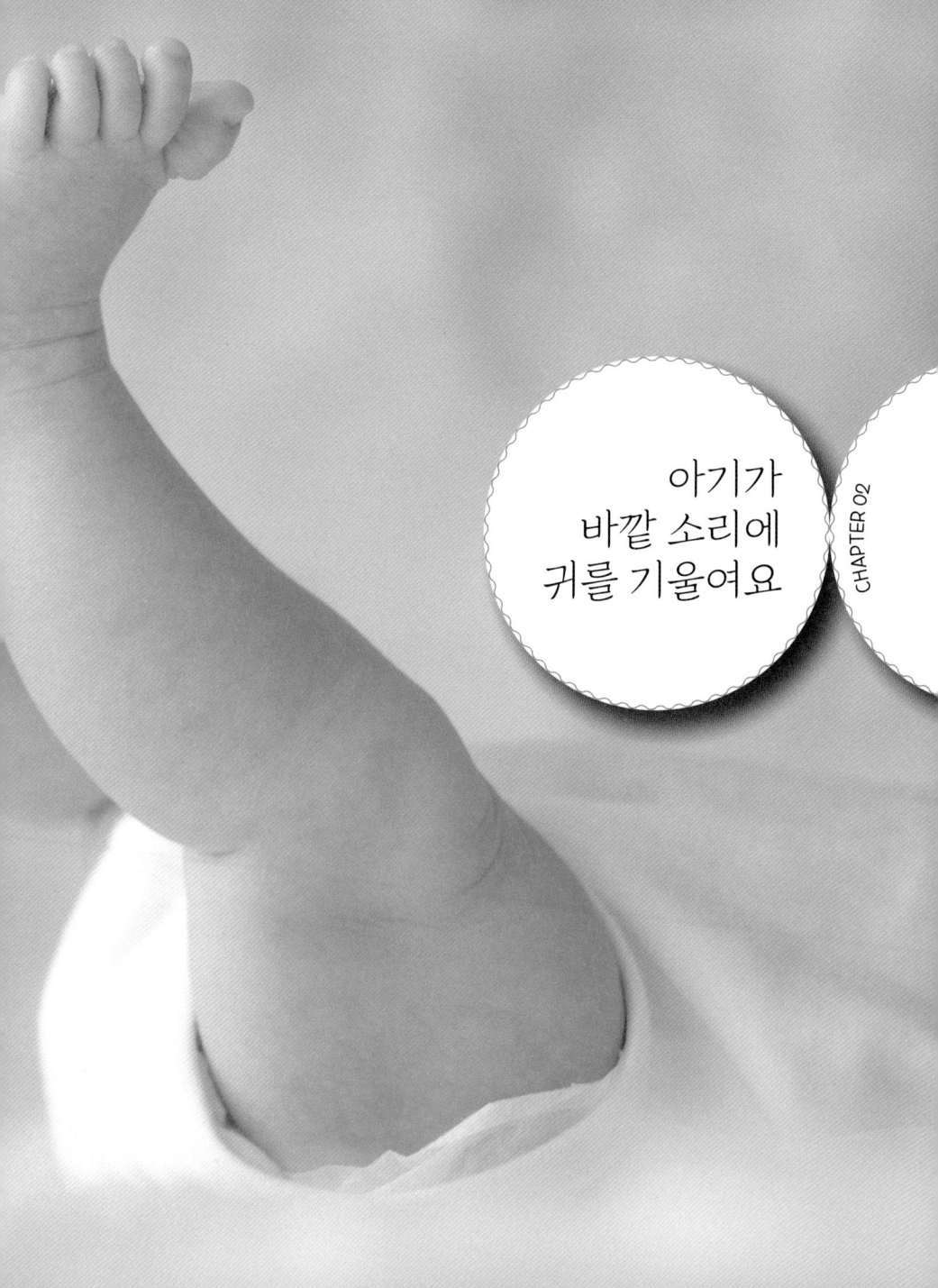

아기가
바깥 소리에
귀를 기울여요

CHAPTER 02

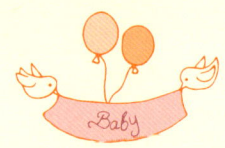

- 임신 3, 4개월이 되면 뇌세포가 완성되며,
대뇌피질이 부쩍 자라 의식이 싹틉니다.
아기는 이때부터 배 속에서
웃거나 찡그리며 배냇짓을 시작합니다.

- 맑은 공기를 마시며
가벼운 산책을 즐기는 게 좋습니다.
신선한 공기는 음이온이 풍부하여
두뇌 발달에 좋습니다.

- 아기의 뇌 성장을 위해서
잣과 호두, 땅콩과 같은 견과류를
충분히 섭취하는 것이 좋습니다.

∴ IQ(지능)를 길러 주는 동화
까마귀와 물병

어느 무더운 여름날 까마귀 한 마리가 빙글빙글 하늘을 날고 있었어요.
"정말 무더운 날씨야. 시원한 물을 마시고 싶어."
물을 찾아 헤매던 까마귀는 가장 가까운 강가로 날아갔어요.
"강물 아저씨, 저에게 시원한 물 한 모금만 나눠 주세요."
"이런, 미안해서 어쩌지? 보다시피 물이 한 방울도 없단다."
벌써 한 달째 비가 내리지 않아 강물이 모두 말라서 바닥을 드러낸 상태였어요.

까마귀는 다시 날갯짓을 시작했어요.
태양은 점점 뜨거워졌고, 까마귀는 더욱 지쳐 갔어요.
"저기 물병 하나가 보이는걸."
갈증에 지쳐 있던 까마귀는 춤이라도 추고 싶을 정도로 기뻤어요.
까마귀는 온 힘을 다해 물병을 향해 날아갔지요.
"물병 아가씨, 저에게 시원한 물 한 모금만 나눠 주세요."
"네. 마음껏 드세요, 까마귀님."

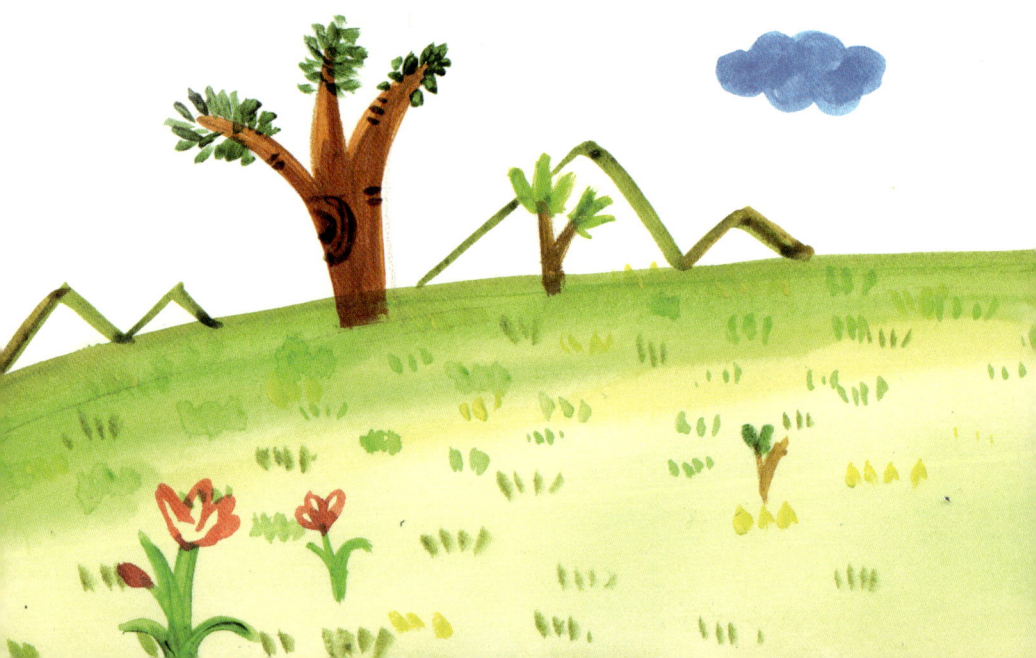

"정말 감사합니다. 이 은혜 평생 잊지 않을게요."
까마귀는 환호성을 지르며 물병 속으로 부리를 들이밀었어요.
"어라, 이게 어떻게 된 일이지?"
물병의 주둥이가 너무 길어서 까마귀의 부리가 물에 닿지 않았어요.
까마귀는 그대로 물병 옆에 주저앉았어요.
"너무 슬프다. 간신히 물을 찾았는데 마실 수가 없다니……."
까마귀는 한참 동안 엉엉 울었어요.

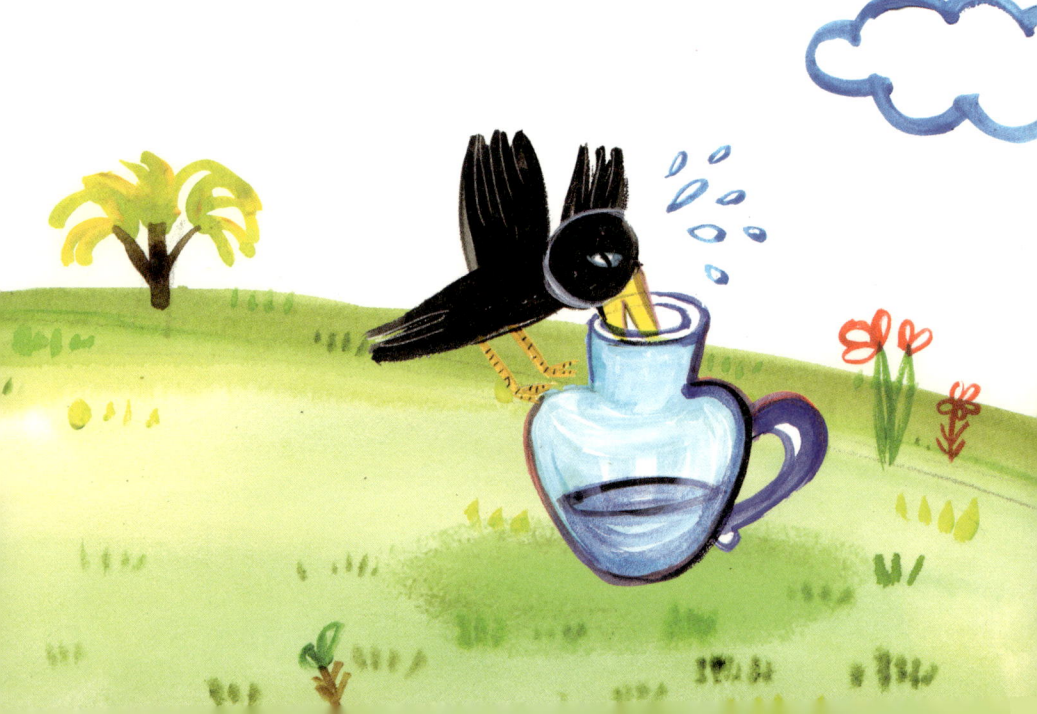

하지만 운다고 해서 뾰족한 수가 생기는 것은 아니었어요.
물병 아가씨는 안타깝게 까마귀를 바라보았어요.
까마귀는 다시 물병 아가씨에게 물었어요.
"물병 아가씨, 저를 위해 몸을 살짝 기울여 주실 수 없을까요?"
"죄송해요. 보다시피 저는 팔도 다리도 없는 물병이에요. 혼자서는

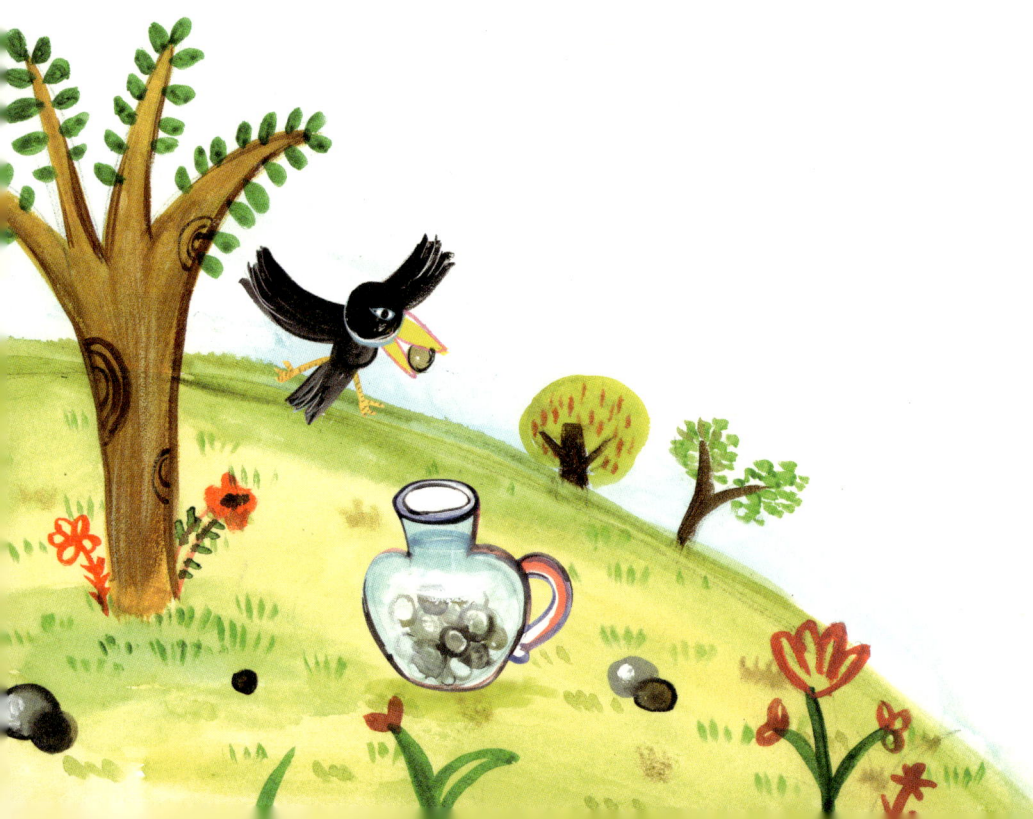

움직일 수가 없답니다."
까마귀는 생각에 잠긴 채 물병 주위를 빙글빙글 돌기 시작했어요.
"그래, 그러면 되겠다!"
까마귀는 두 날개를 파닥이며 기뻐했어요.
그러고는 돌을 모으기 시작했어요.
내리쬐는 뙤약볕 아래, 돌을 모으는 건 무척 힘든 일이었어요.
이마에서는 비지땀이 흐르고, 갈증은 더욱 심해졌어요.
하지만 까마귀는 포기하지 않았어요.
"이렇게 많은 돌들을 어디에 쓰려고요?"
지켜보던 물병 아가씨가 궁금증을 참지 못하고 물었어요.
그러자 까마귀는 빙그레 웃으며 대답했어요.
"이 돌들이 저에게 시원한 물을 마시게 해 줄 거예요."
까마귀는 모은 돌을 하나씩 부리에 물어 물병 속에 집어넣기 시작했어요.
돌을 모두 집어넣자, 물병 입구까지 물이 찰랑찰랑 차올랐어요.
"영리한 까마귀님, 많이 드세요."
까마귀의 지혜에 탄복한 물병 아가씨는 시원한 물을 나누어 주었어요.

까마귀는 시원하게 물을 벌컥벌컥 들이켰어요.

"아~, 이제 정말 살 것 같아요. 고마워요, 물병 아가씨."

"아니에요. 물은 제가 드린 게 아니라 까마귀님의 지혜로 찾아낸 거랍니다."

시원한 물을 마시고 기운을 차린 까마귀는 높은 하늘을 향해 힘찬 날갯짓을 시작했어요.

물병 아가씨는 멀어지는 까마귀를 향해 환한 미소를 지었어요.

아가야, 엄마야

(엄마 목소리로 들려주세요)

까악까악, 까마귀에게
이렇게 반짝반짝하는 지혜가 있다니!
우리 아가가 생각해도 정말 대단하지?
엄마가 좋아하는 옛 속담 중에 이런 말이 있어.
뜻이 있는 곳에 길이 있다!
엄마는 말이야,
우리 아가가 세상에 태어나 살아가면서
그 어떤 어려움과 마주하게 되더라도,
오늘 엄마가 읽어준 까마귀의 지혜를
잊지 않았으면 좋겠구나.
아무리 어려운 일이라도
네가 가진 지혜를 잘 활용해서 해결해 나간다면
세상에 이루지 못할 일이 없을 거야.

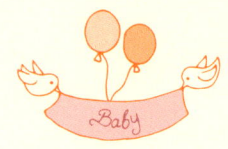

🌞 국악을 들어보세요.
태교 음악으로 클래식만 고집하지 마세요.
엄마 배 속에서 국악을 들은 아기는
정서가 안정되고 가장 이상적인 뇌파가 형성된답니다.

🌞 흥분하거나 화내지 마세요.
엄마가 화를 내면 위액 분비가 원활하지 못하고
장의 움직임도 활발하지 못합니다.
아기의 성장에 나쁜 영향을 미칠 수 있으니
마음의 안정이 가장 중요합니다.

🌞 아빠의 목소리를 들려주세요.
아기의 귀는 임신 18주가 되면 열립니다.
저음의 남자 목소리가 아기의 귀에는 더 잘 들리기 때문에,
아빠와 함께 동화를 읽는 게 좋습니다.

·· EQ(정서)를 길러 주는 동화
파랑새

온 세상이 축제 분위기로 들썩이는 크리스마스이지만, 치르치르와 미치르는 전혀 즐겁지 않았어요.

가난한 나무꾼의 집에는 멋진 크리스마스트리도, 맛있는 음식도 없었거든요.

어느 날 낯선 할머니가 아이들을 찾아왔어요.

"얘들아, 혹시 파랑새를 본 적 있니? 내 딸이 몹시 아픈데, 파랑새를 보고 싶어한단다. 너희가 파랑새를 찾아주지 않겠니?"

할머니는 치르치르와 미치르에게 다이아몬드가 달린 모자를 건네주

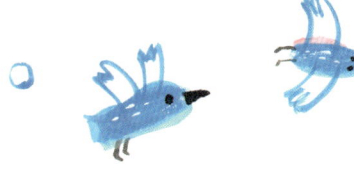

었어요.
치르치르가 다이아몬드를 건드리는 순간, 눈부신 빛과 함께 요정이 나타났어요. 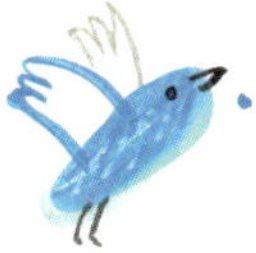
그리고 집에서 키우던 개와 고양이가 말을 하기 시작했어요.
"치르치르, 미치르, 나와 함께 파랑새를 찾으러 가지 않겠니?"
빛의 요정은 추억의 나라로 아이들을 안내했어요.

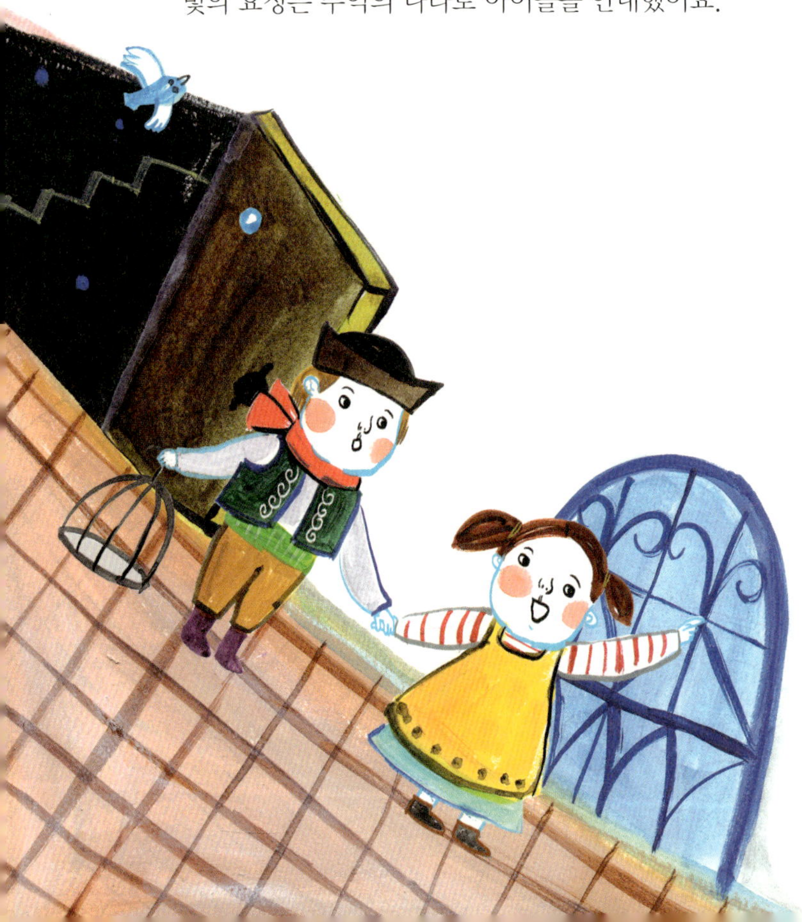

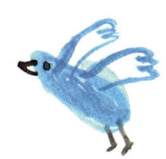
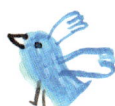
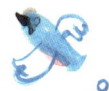

그곳에는 돌아가신 할머니와 할아버지가 계셨어요.
"정말 오랜만이구나, 우리 귀염둥이들."
할머니와 할아버지는 반갑게 아이들의 손을 잡았어요.
그때 두 아이의 눈이 번쩍 뜨였어요.
새장 속에서 노래하는 파랑새를 본 거예요.
"할아버지, 저 파랑새를 저희에게 선물로 주세요."
남매는 파랑새와 함께 집으로 돌아왔어요.
하지만 파랑새는 어느새 검게 변해 있었어요.
"실망하지 마, 미치르. 밤의 궁전에 가면 파랑새를 찾을 수 있을 거야."
빛의 요정은 치르치르와 미치르의 손을 잡고 밤의 궁전으로 날아갔어요.
하지만 이들보다는 고양이가 한 발 빨랐어요.
아이들이 파랑새를 찾게 되면 말 못하는 원래의 모습으로 돌아가는 게 두려운 고양이는 밤의 여왕에게 치르치르가 파랑새를 찾으러 온다고 고자질을 했어요.
밤의 여왕은 화가 머리끝까지 났어요.
"여왕님, 저희는 파랑새를 찾으러 이곳에 왔어요."

"여기에 파랑새 따위는 없어. 당장 돌아가렴."
하지만 치르치르와 미치르는 포기하지 않았어요.
궁전 깊숙한 곳에서 이상한 모양의 문을 발견한 아이들은 용감하게 문을 열었어요.
순간 방 안에 있던 온갖 괴물들이 아이들을 향해 달려들었어요.
그런데 놀랍게도 괴물들 머리 위로 여러 마리의 파랑새가 날아다니고 있었어요.
치르치르와 미치르는 괴물들을 피해 파랑새를 잡는 데 성공했어요.
하지만 궁전 밖으로 나오자마자 파랑새는 죽어버렸어요.
"진짜 파랑새는 저 숲의 궁전에 있을 거야. 애들아, 우리 한번만 더 용기를 내자!"
하지만 이번에도 약삭빠른 고양이가 숲의 궁전에 먼저 도착했어요.
"나무들을 괴롭히는 나무꾼의 아이들이 파랑새를 찾으러 오고 있어요."
숲의 궁전에 도착한 아이들은 자유롭게 날아다니는 파랑새를 발견했어요.
하지만 가까이 다가갈 수 없었어요.
나무들이 무섭게 화를 내며 두 아이를 향해 달려들었거든요.

"오빠, 살려 줘!"
겁에 질린 미치르가 비명을 질렀어요.
치르치르는 재빨리 모자에 붙은 다이아몬드를 돌렸어요.
순간 숲은 빛으로 가득 찼고, 성난 나무들도 얌전해졌어요.
하지만 파랑새는 먼 곳으로 날아가 버렸어요.
빛의 요정은 아이들의 손을 잡으며 다정하게 말했어요.
"이번에는 행복의 궁전으로 가보자."
행복의 궁전은 황금이 넘쳐나고, 맛있는 음식이 가득한 평화롭고 풍요로운 곳이었어요.
"얘들아, 진짜 행복은 저쪽에 있단다."
빛의 요정이 가리키는 곳에는 건강과 행복이라는 이름의 천사들이 춤을 추고 있었어요.
"아쉽게도 행복의 궁전에는 파랑새가 없는 것 같구나."
빛의 요정은 미래의 궁전으로 아이들을 데려갔어요.
온통 푸른빛으로 빛나는 미래의 궁전에는, 파란 옷을 입은 아이들을 태운 배가 공중에 둥실둥실 떠 있었어요.
"미래에 태어날 아이들이야. 저 배를 타고, 각자 태어날 집으로 향하게 된단다."

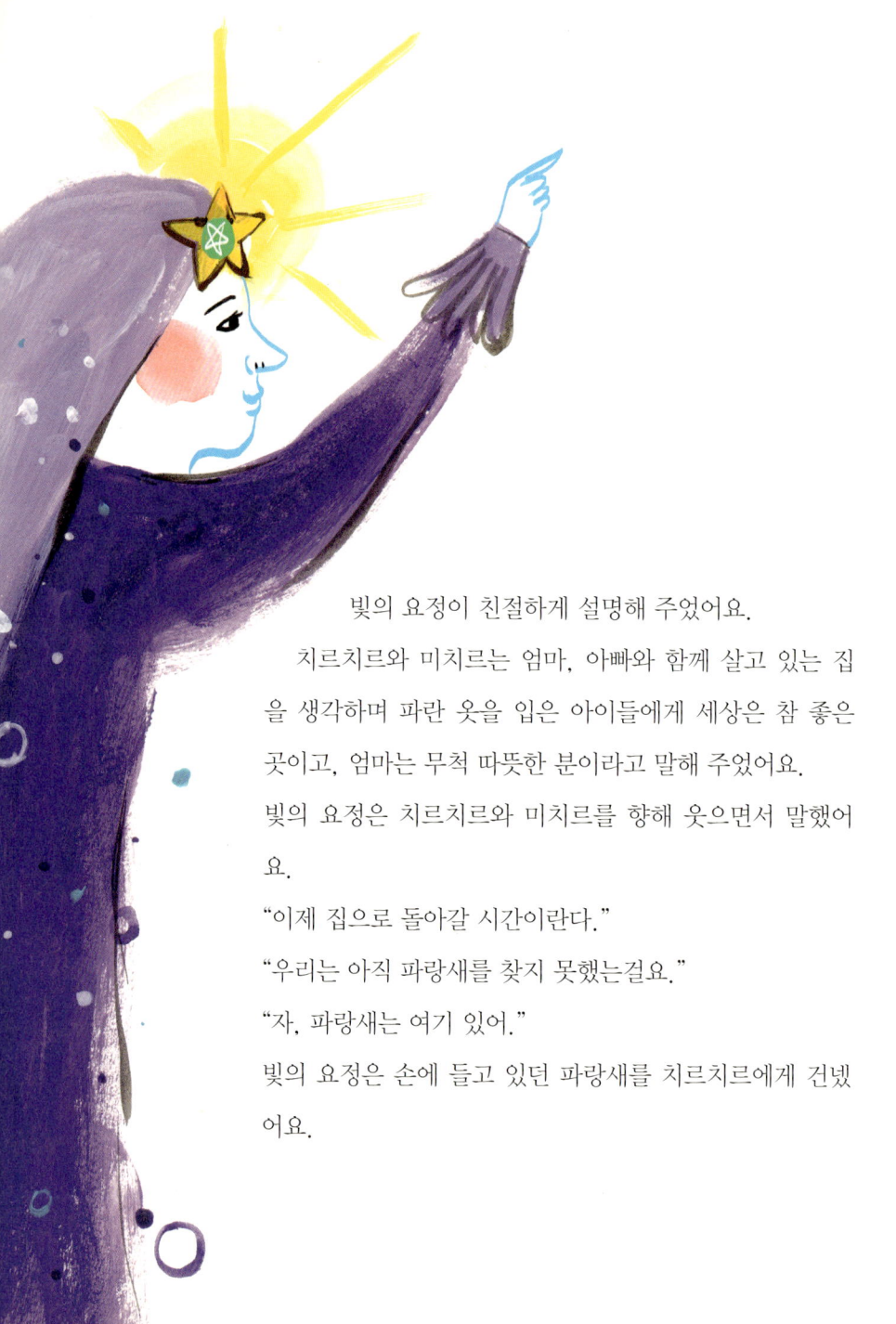

빛의 요정이 친절하게 설명해 주었어요.
 치르치르와 미치르는 엄마, 아빠와 함께 살고 있는 집을 생각하며 파란 옷을 입은 아이들에게 세상은 참 좋은 곳이고, 엄마는 무척 따뜻한 분이라고 말해 주었어요.
빛의 요정은 치르치르와 미치르를 향해 웃으면서 말했어요.
"이제 집으로 돌아갈 시간이란다."
"우리는 아직 파랑새를 찾지 못했는걸요."
"자, 파랑새는 여기 있어."
빛의 요정은 손에 들고 있던 파랑새를 치르치르에게 건넸어요.

하지만 그 순간 파랑새의 몸이 빨갛게 변해버렸어요.
그때였어요. 엄마의 목소리가 들려왔어요.
"치르치르, 미치르, 메리크리스마스! 어서 일어나야지."
잠에서 깬 아이들은 머리맡의 파랑새를 보고 깜짝 놀랐어요.
파랑새는 엄마가 아이들에게 주는 크리스마스 선물이었어요.
그때, 새로 이사 온 옆집 아주머니가 찾아왔어요.
치르치르와 미치르는 깜짝 놀랐어요.
꿈에서 본 할머니와 꼭 닮아 있었거든요.

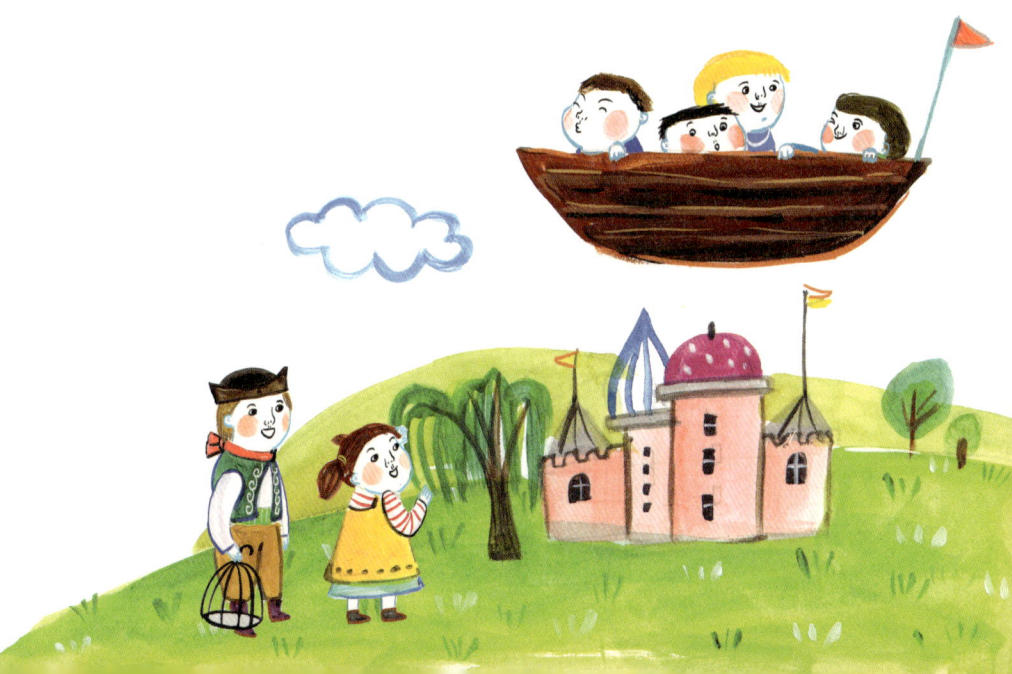

치르치르와 미치르는 파랑새가 든 새장을 내밀었어요.

"혹시 아픈 딸이 있으면 이 파랑새를 보여주세요. 금방 건강해질 거예요."

"우리 딸이 보면 무척 좋아하겠구나. 그런데 너희들은 파랑새가 없어도 괜찮니?"

치르치르와 미치르는 마주 보며 생긋 웃었어요.

"우리는 괜찮아요. 파랑새는 우리 마음에, 그리고 엄마의 품속에 언제나 있는걸요."

아가야,
엄마야

(엄마 목소리로 들려주세요)

우리 아가는 파랑새를 본 적 있니?
치르치르와 미치르는
파랑새를 찾아 먼 나라로 모험을 떠났어.
하지만 아이들이 파랑새를 발견한 곳은
가난하지만 사랑이 넘치는 집이었지.
치르치르와 미치르가 엄마, 아빠와 함께
살고 있는 집 말이야.
파랑새는 먼 곳에 있는 게 아니었어.
지금 엄마에게는 배 속에 있는 우리 아가가
가장 큰 행복이자 엄마의 파랑새란다.

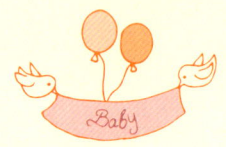

🌼 잠들기 전 아기에게 속삭여 주세요.
오늘 하루 있었던 일에 대해 아기와 이야기를 나누세요.
아기와의 대화를 통해 기분 좋은 행복을 느낄 수 있어요.

🌼 말에 진심을 담아 주세요.
의무적인 태담은 오히려 해로워요.
말에 진심을 실으면 같은 음의 파동이라도
몇 배의 에너지를 전달한다는 것을 기억하세요.

🌼 화초를 키워 보세요.
아기는 엄마의 생각과 감정을 그대로 느낍니다.
정성껏 화초를 키우는 엄마의 따뜻한 마음은
아기의 감수성을 풍부하게 해 줍니다.

MQ(도덕성)를 길러 주는 동화
큰바위 얼굴

어니스트가 사는 마을의 바위산 꼭대기에는 사람의 얼굴 모양과 꼭 닮은 신기한 바위가 있었어요.

마을 사람들은 이 바위를 큰바위 얼굴이라고 불렀어요.

"어니스트, 오늘도 큰바위 얼굴만 바라보고 있는 거니?"

"네, 엄마. 저 큰바위 얼굴을 닮은 사람은 인자하고 지혜로운 사람일 것 같아요."

"언젠가는 만나게 될 거야. 우리 마을에는 아주 오래 전부터 큰바위 얼굴과 꼭 닮은 훌륭한 인물이 나타날 거라는 전설이 전해져 오고 있거든."
어니스트는 전설 속의 인물을 꼭 만나고 싶었어요.
그러던 어느 날, 기다리던 소식이 들려왔어요.
큰바위 얼굴과 꼭 닮은 사람이 마을에 찾아온 것이에요.
그는 도시에 나가서 큰 부자가 된 개더골드라는 사람이었어요.
"위대한 개더골드 씨가 왔다. 만세!"
"정말 큰바위 얼굴과 똑같이 생겼는걸."
마을 사람들은 환호했어요.
하지만 어니스트는 어리둥절했어요.
구걸하는 소년에게 동전 몇 닢을 던져 주는 개더골드 씨는 인색하고 매서운 얼굴이었어요.
어니스트는 실망을 하며 큰바위 얼굴을 바라봤어요.
"언젠가는 큰바위 얼굴과 똑같은 모습의 사람을 만날 수 있을 거야."
세월이 흘러서, 어니스트는 건장한 청년이 되었어요.
또 한 명의 큰바위 얼굴이 나타났다는 소문이 퍼졌어요.
"올드 블러드 앤드 선더라는 아주 유명한 장군이야."
"전쟁터에서 아주 큰 공을 세운 사람이래요."
축하의 팡파르가 울려 퍼지고, 드디어 올드 블러드 앤드 선더 장군이

모습을 드러냈어요.

하지만 어니스트는 이번에도 고개를 저었어요.

"얼굴은 굳은 의지로 가득하지만, 큰바위 얼굴에서 흐르는 지혜와 자비심은 전혀 찾아볼 수 없어요. 전설 속의 주인공이 아니에요."

어니스트는 쓸쓸히 그 자리를 벗어났어요.

세월이 흘러 어니스트는 얼굴에 주름이 가득한 성직자가 되었어요.

"이번에는 진짜 큰바위 얼굴이 나타났다는군."

대통령에 출마한 올드 스토니 피즈가 고향을 찾아온 것이에요.

큰바위 얼굴을 보기 위해 사람들이 구름 떼같이 몰려들었어요.

어니스트도 그중 한 사람이었어요.

"이번에야말로 진짜 큰바위 얼굴이 분명해. 아주 똑같이 생겼잖아?"

"천만에요. 얼굴 생김새는 비슷하지만 큰바위 얼굴의 장엄하고 숭고한 표정은 전혀 닮지 않았어요."

어니스트는 고개를 저으며 말했어요.

하지만 전설 속의 주인공을 만나게 될 것이라는 믿음은 변치 않았어요.

"큰바위 얼굴은 언제쯤 나타날까?"

열심히 책을 읽으며 큰바위 얼굴을 기다리던 어니스트는 아주 멋진 시를 발견했어요.
그 시를 지은 시인도 바위산 골짜기에서 태어난 사람이었어요.
"오! 이 시를 지은 사람이라면 분명히 큰바위 얼굴을 닮았을 거야."
어느 날, 낡은 옷을 입은 나그네가 어니스트를 찾아왔어요.

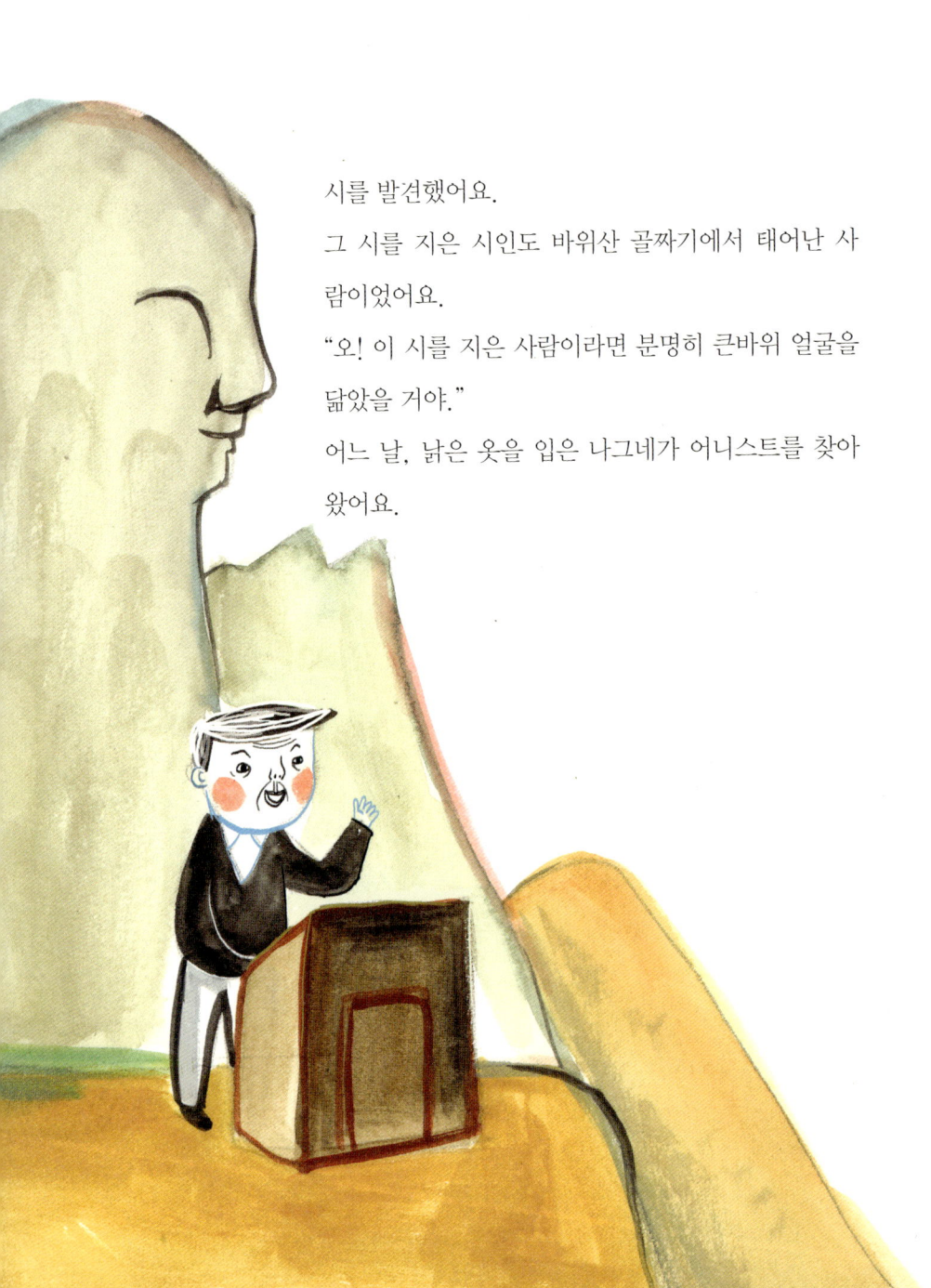

"저는 당신이 읽고 있는 시를 지은 시인입니다."
어니스트는 시인의 얼굴을 빤히 바라보았어요.
그리고 큰바위 얼굴을 바라봤어요.
어니스트는 눈물이 글썽한 채로 말했어요.
"이제야 만나게 되는군요. 저는 평생 큰바위 얼굴을 기다렸어요. 이 시를 읽으면서 당신이야말로 진정한 큰바위 얼굴이라고 기대했답니다."
"실망을 드려 죄송합니다. 저는 인자하고 장엄한 큰바위 얼굴처럼 살아오지 못했어요."
시인은 어니스트의 손을 따뜻하게 잡아주었어요.
저녁이 되자, 어니스트는 시인과 함께 마을 광장으로 향했어요.
매일 이맘때면 마을 사람들에게 지혜로운 이야기를 들려주는 것이 어니스트의 일과였거든요.
작은 연단 위에 오른 어니스트는, 사람들을 향해 따사로운 미소를 지어보였어요.
그때였어요.
어니스트의 얼굴과 큰바위 얼굴을 바라보던 시인이 큰소리로 외쳤어요.

"여러분, 어니스트의 얼굴을 봐 주세요. 어니스트야말로 큰바위 얼굴과 똑같아요."
마을 사람들은 어니스트의 얼굴과 큰바위 얼굴을 바라봤어요.
그리고 모두 깜짝 놀랐어요.
"왜 진작 몰랐을까요?"
"어니스트, 당신이 바로 전설의 주인공이었군요."
마을 사람들은 기쁨의 환호성을 질렀어요.
이야기를 마친 어니스트는 시인의 팔을 잡고 천천히 집을 향해 걸어갔어요.
"그렇지 않아요. 분명 나보다 더 훌륭하고 현명한 큰바위 얼굴이 나타날 거예요."
언젠가는 큰바위 얼굴을 만나게 될 것이라는 어니스트의 믿음은 더욱 굳건해졌어요.

아가야,
엄마야

(엄마 목소리로 들려주세요)

아가야~
큰바위 얼굴은 어떻게 생겼을까?
엄마는 무척 궁금해서 상상을 해 봤어.
이마는 지혜로 반짝거리고
입가에는 자상한 미소가 흐르고 있을 것 같아.
어니스트는 매일 큰바위 얼굴을 보면서
그 얼굴을 닮기 위해 열심히 노력하며 살았어.
마을 사람들도 큰바위 얼굴을 보며 살아갔지만
그들이 모두 큰바위 얼굴을 닮은 건 아니었어.
어니스트만이 전설의 주인공이 될 수 있었지.
이루고 싶은 꿈을 가슴에 담고
꿈을 이루기 위해 노력한다면
그 꿈의 주인공은 바로 우리 아가가 될 거야.

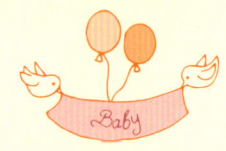

🌼 역할극을 해 보세요.
이야기에 맞게 등장 인물의
목소리를 다르게 하면서 실감나게 읽어주세요.
다양한 목소리로 읽어주면
아기의 기억력과 지능 계발에 큰 도움이 된답니다.

🌼 하루 종일 수다쟁이가 되어 보세요.
아침에 일어나 잠들 때까지
일상생활의 모든 일들을 이야기해 주세요.
엄마와 아기의 친숙한 교류는
아기의 뇌 발달을 빠르게 한답니다.

🌼 속삭이듯 말을 건네세요.
평소 우리 목소리는 60db,
하지만 배 속에서 듣는 소리는 90db이랍니다.
목소리가 너무 크면 아기에게 소음이 될 수도 있어요.

˙˙SQ(사회성)를 길러 주는 동화
벌거벗은 임금님

일곱 개의 산을 넘고 일곱 개의 강을 건너야 도착할 수 있는 먼 나라가 있었어요.
이 나라의 임금님은 멋 부리기를 무척 좋아했어요.
하루에 세 번씩 옷을 갈아입고, 한 번 입었던 옷은 다시 입지 않았어요.
어느 날, 뜻밖의 손님이 찾아왔어요.
"저는 이웃 나라에서 솜씨가 제일 좋은 재봉사입니다. 제가 아주 신기한 옷감으로 멋쟁이 임금님께 새 옷을 지어드리고 싶어서 찾아왔습니다."
"그래, 그 신기한 옷감은 어떤 옷감이더냐?"
"오직 지혜로운 사람만 볼 수 있는 세상에서 하나밖에 없는 신기한 옷감이지요."
귀가 솔깃해진 임금님은 재봉사가 옷감을 짤 수 있도록 궁전의 방 한 칸을 내주었지요.
일주일이 지났어요.
임금님이 큰소리로 시종을 불렀어요.
"여봐라, 재봉사가 신기한 옷감을 얼마나 완성했는지 살펴보고 오너라."
시종은 한달음에 재봉사의 방으로 달려갔어요.
"재봉사, 신기한 옷감은 어떻게 되었습니까?"
"신기한 기술이 필요하다 보니, 아직 절반밖에 완성되지 않았소. 여기까지 오셨으니 잠깐 구경하고 가도 좋소이다."
재봉사는 자랑스럽게 베틀을 가리켰어요.
"밤하늘에 은하수가 흐르는 것처럼 신비롭지 않소? 여기 이 반짝이는 별이 북극성이라오."
시종은 멍해졌어요.

그의 눈에는 아무것도 보이지 않았거든요.
하지만 임금님께 사실대로 말씀드릴 용기가 나지 않았어요.
"눈이 부셔서 제대로 바라보기 힘들 정도로 멋진 옷감이었습니다."
시종의 말에 임금님은 크게 기뻐했어요.
일주일 후 드디어 재봉사가 임금님을 찾아왔어요.
재봉사는 자랑스럽게 두 손을 임금님께 내밀었어요.
"오직 지혜로운 사람의 눈에만 보이는 신기한 옷감이옵니다. 이제 이 옷감으로 임금님께 잘 어울리는 멋진 옷을 만들겠나이다."
임금님은 깊은 슬픔에 빠졌어요.
자신의 눈에는 옷감이 전혀 보이지 않았거든요.
하지만 자신이 지혜롭지 않다는 사실을 들키고 싶지 않은 임금님은 재봉사에게 큰 상금과 함께 황금 베틀까지 하사했어요.
신기한 옷감에 대한 소문은 온 나라에 퍼졌어요.
백성들은 임금님의 새 옷을 무척 궁금해했어요.
임금님은 새 옷이 완성되면 백성들 앞에서 행진을 하기로 했어요.
새 옷을 입은 임금님은 거울 속에 비친 자신을 바라봤어요.
벌거숭이에 황금 왕관을 쓴 모습이 우스꽝스러웠어요.
하지만 누구도 임금님이 벌거숭이라는 사실을 말하지 못했어요.

빰빠라밤!

나팔 소리가 울려 퍼지자 임금님은 어깨에 힘을 주고 행진하기 시작했어요.

지혜로운 사람만이 볼 수 있는 신기한 옷을 구경하기 위해 백성들이 구름 떼같이 몰려들었어요.

하지만 임금님이 등장하자 소란스럽던 사람들이 순식간에 조용해졌어요.

임금님은 멋진 옷을 입은 척 자랑스러운 얼굴로 백성들을 바라봤지

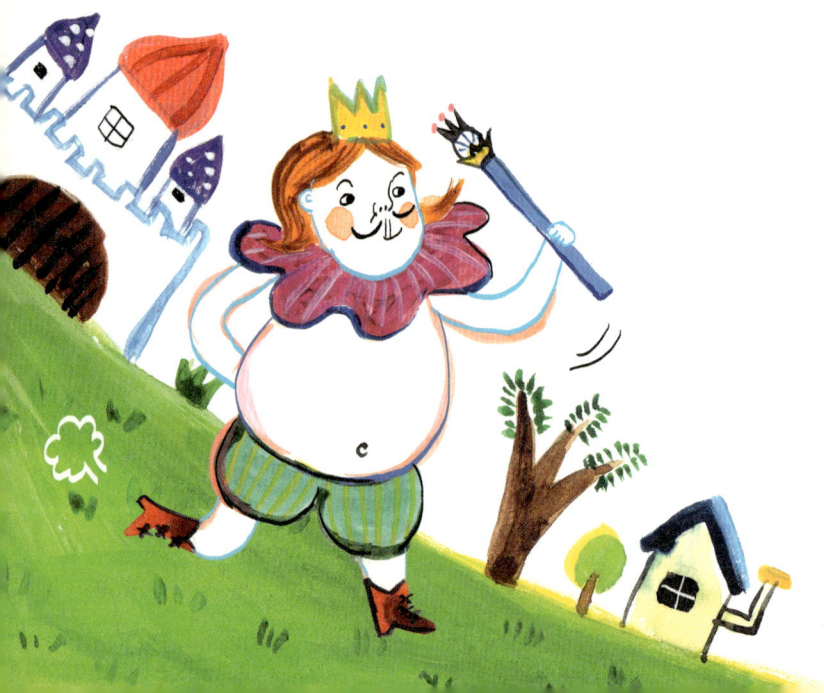

만, 백성들은 쉬쉬하며 그저 지켜보기만 했어요.

그때였어요.

나무 위에서 임금님을 바라보던 한 꼬마 아이가 크게 웃기 시작했어요.

"하하하하, 우리 임금님이 벌거벗고 있어. 우리 임금님은 벌거숭이야!"

시종들은 숨죽이고 임금님의 눈치만 보고 있었어요.

임금님은 웃고 있는 아이에게 천천히 다가갔어요.

"꼬마야, 너는 이 옷이 보이지 않느냐? 이 옷은 지혜로운 사람의 눈에만 보이는 신기한 옷이란다."

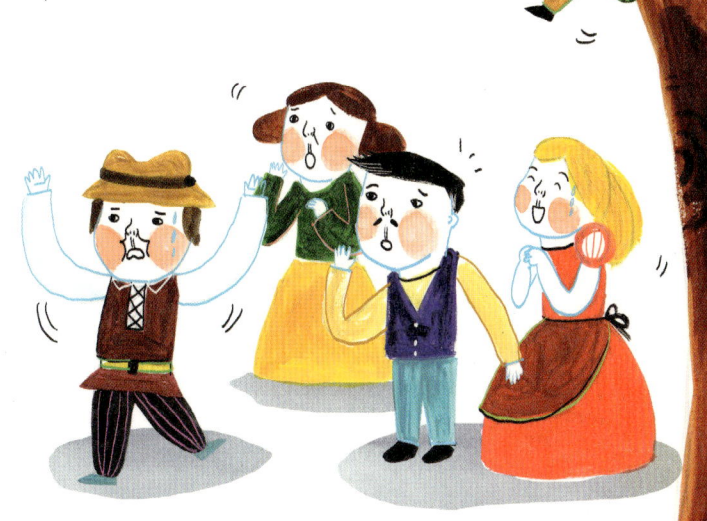

"어? 이상하다? 전 아무리 봐도 안 보이는데요. 아저씨들, 아주머니들, 임금님의 옷이 보이나요?"

그 많은 사람들 중에 대답하는 사람은 아무도 없었어요.

꼬마는 천진난만한 눈망울로 임금님을 바라봤어요.

임금님은 아이의 눈에 비친 자신의 모습을 보았어요.

벌거숭이의 우스꽝스런 모습이었어요.

그제야 임금님은 재봉사에게 속았다는 사실을 깨달았어요.

"꼬마야, 네 말이 맞다. 내가 벌거벗고 있구나. 지혜로운 사람에게만 보인다는 말만 믿고 잘 보이는 척했던 나는 정말 어리석은 임금이구나."

임금님은 지혜롭지 못한 사람으로 보일까 봐 진실을 외면했던 자신을 크게 반성했어요.

그리고 앞으로 지혜로운 임금이 되겠다고 결심했어요.

그날 이후, 임금님은 새 옷을 입고 멋 부리는 대신 많은 책을 읽어 지혜를 쌓아 백성들을 잘 다스리는 훌륭한 임금님이 되었대요.

아가야, 엄마야

(엄마 목소리로 들려주세요)

우리 아가는 벌거벗은 임금님을 어떻게 생각하니?
엄마는 멋 내려다 망신만 당한 임금님이
조금 불쌍하다는 생각이 드는구나.
사람들은 누구나 다른 사람들에게 멋있게 보이고 싶고
지혜로운 사람으로 인정받고 싶어한단다.
우리는 그것을 허세라고 부르지.
만약 임금님이 처음부터 솔직하게 말했다면
벌거벗고 사람들 앞에 나서는 일은 없었겠지?
엄마는 우리 아가가 자신의 단점을 감추기 위해
거짓말을 하고 허세를 부리는 대신,
자신을 돌아보고 단점을 극복하기 위해 노력하는
솔직하고 지혜로운 사람으로 성장하기를 기도할게.

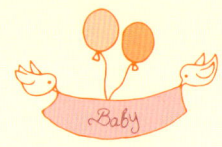

🌞
거실이나 방 한쪽에 생각의자를 놓아
나만의 공간을 창조해 보세요.
이곳에서 아기와 생각을 공유하면
더욱 독창적인 상상의 세계가 펼쳐질 것입니다.

🌞
동화의 내용을 조금씩 바꿔 보세요.
동화를 여러 번 읽은 다음,
책의 내용을 조금씩 바꿔서 읽어주세요.
엄마의 상상력과 창의력이 아기의 두뇌 발달에 도움이 됩니다.

🌞
창작 동화를 만들어 보세요.
아기와 함께하는 창작 활동은
엄마의 상상력이 아기에게 전해져
아기는 다양한 꿈과 무한한 잠재력을 갖게 될 거예요.

·· CQ(창의성)를 길러 주는 위인 이야기

조앤 K. 롤링

영국 웨일스의 시골 마을에 옛날 이야기를 무척 좋아하는 조앤이라는 여자아이가 있었어요.

"조앤, 이제 곧 저녁 식사 시간인데 어디 가는 거니?"

"짐 할아버지께서 하늘을 나는 마녀 이야기를 해 주신다고 했어요."

조앤은 눈을 감고 옛날 이야기를 들으면서 이야기 속의 주인공을 상상하고는 했어요.

어느덧 조앤이 학교에 입학할 나이가 되었어요.

"엄마, 학교에 가기 싫어요. 선생님이 너무 무서워요. 옛날 이야기보다 덧셈과 뺄셈이 더 중요하대요."
언제나 상상 속에서 살고 있던 조앤은, 엄격한 학교 교육과 선생님이 무섭고 싫었어요.
하지만 조앤은 곧 학교를 좋아하게 됐어요.
점심시간이면 언제나 조앤의 주위를 둘러싸고, 자신의 이야기를 열심히 듣는 친구들이 있었기 때문이지요.
조앤은 빗자루를 타고 날아다니는 마법사 이야기를 가장 좋아했어요.
"조앤, 넌 어떻게 이 많은 이야기들을 다 알고 있니?"
"알고 있는 게 아냐. 머릿속으로 계속 상상하는 거야."
조앤은 눈을 반짝이며 이야기했어요.
그리고 가장 친한 친구에게 이렇게 말했어요.
"내가 어른이 되면 네가 주인공인 이야기를 쓰겠어."
그 친구의 이름은 포터였어요.
어른이 된 조앤은 가난 때문에 힘들고 비참한 생활을 했어요.
그녀는 자신이 뭘 해야 좋을지 몰라서 늘 망설였어요.
대학을 졸업하고 취직을 했지만, 며칠 다니지 못하고 해고당하기 일쑤였어요.

"조앤, 벌써 몇 번째니?"

"걱정 마세요. 조만간 제가 원하는 일을 찾을 수 있을 거예요."

고민하던 조앤은 포르투갈이라는 나라로 떠났어요.

그곳에서 영어 강사로 일을 하면서 사랑에 빠졌어요.

사람들의 축하 속에 결혼식을 올렸지만, 3년 만에 남편이 조앤의 곁을 떠났어요.

조앤은 다시 영국으로 돌아왔어요.

그녀에게는 갓난아기와 작은 가방 하나가 전부였어요.

"시내에 있는 작은 회사에서 비서를 구한대."

"비서 일은 하지 않겠어요."

"하지만 조앤, 너는 지금 돈이 하나도 없잖니."

"이제야 비로소 제가 진짜 하고 싶은 일이 무엇인지 깨달았는걸요."

막 서른이 된 조앤은 자신의 인생을 찾기로 결심했어요.

조앤은 돈을 버는 대신 글을 쓰기 시작했어요.

생활비는 가난한 국민들을 위해 정부에서 지원하는 보조금으로 충당했어요.

조앤은 갓난아기인 딸이 무럭무럭 자랄까 봐 언제나 조마조마했어요.

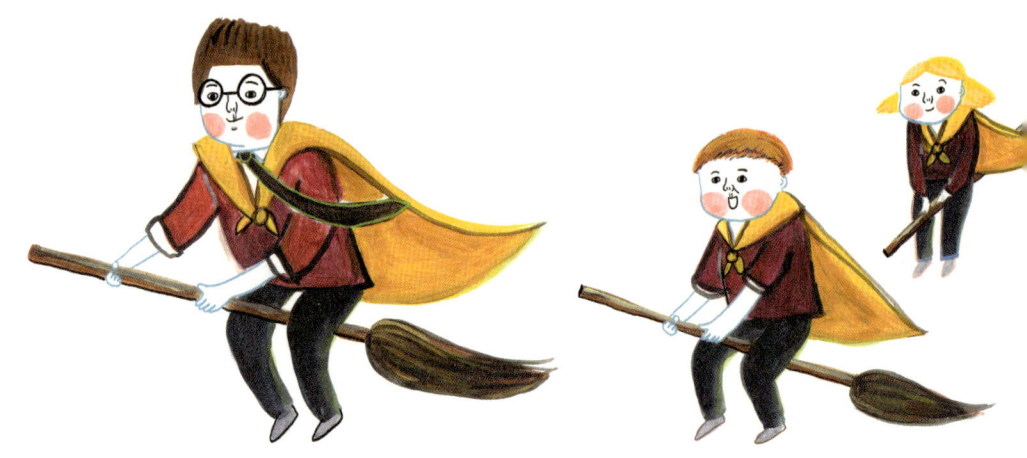

"아기가 자라면 돈이 더 많이 들 텐데. 책이 완성될 때까지 아기가 크지 않으면 좋으련만……."
조앤은 열악한 상황 속에서도 글쓰기를 포기하지 않았어요.
언제나 행복한 상상을 하면서 답답하고 어두운 현실의 고통을 이겨 냈어요.
그 상상 속에는 세계적인 작가가 된 자신의 모습도 있었고, 빗자루를 타고 하늘을 날아다니는 마법사 소년도 있었어요.
"조앤, 요즘 같은 컴퓨터 시대에 웬 타자기예요?"
"컴퓨터를 살 돈이 없어서요. 하지만 소설은 제 머릿속에 있으니까

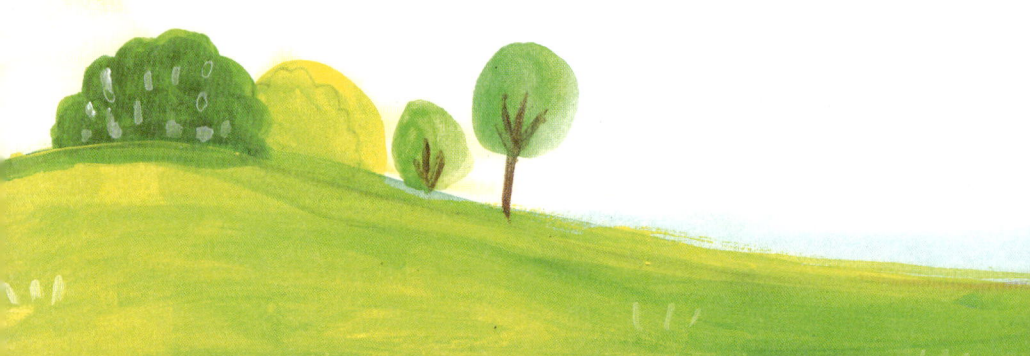

괜찮아요."
조앤은 그 흔한 컴퓨터조차 없었어요.
좁은 집은 글을 쓸 수 있는 공간조차 없어서, 언제나 동네 찻집 구석에서 타자기와 씨름을 해야 했어요.
온갖 고난과 역경 속에서 드디어 해리포터가 완성됐어요.
하지만 해리포터에 관심을 보이는 출판사가 없었어요.
"요즘 아이들은 마법보다 컴퓨터 오락을 더 좋아해요."
"하지만 해리포터는 컴퓨터 오락보다 아이들을 더 행복하게 해 줄 거예요."
무려 30여 곳의 출판사에서 조앤의 소설을 거절했어요.
결국 조앤은 아주 적은 돈을 받고 해리포터를 출판하기로 했어요.
하지만 세상 밖으로 나온 조앤의 해리포터는 전 세계를 강타했어요.
어린이들은 해리포터에 열광했어요.
아무리 힘든 고통 속에서도, 지혜와 용기를 잃지 않는 해리포터의 이야기는 영화로도 만들어져 어른들에게도 희망을 주었어요.
이제 해리포터는 세계에서 가장 유명한 마법사가 되었고, 조앤은 세계적인 작가가 되었어요.

"조앤, 이렇게 멋진 작가가 될 수 있는 비결은 뭔가요?"
"현실이 아무리 고통스러워도 상상하기를 멈추지 않았던 것이겠죠."
사람들의 질문에 조앤은 언제나 이렇게 대답했어요.
조앤은 언제나 상상을 통해 용기를 얻었거든요.
언젠가는 자신이 꿈꾸는 인생을 찾을 수 있을 거라고 믿었지요.
그 믿음으로 세계에서 가장 사랑받는 해리포터를 만들어냈어요.
세계적인 명문대학 하버드는 조앤에게 명예 문학박사 학위를 수여했어요.
학위를 받던 날, 조앤은 사람들을 향해 이렇게 말했대요.
"우리는 상상력을 가지고 있어요. 그렇기 때문에 세계를 변화시키기 위한 마법은 필요 없을 거예요."

아가야,
엄마야

(엄마 목소리로 들려주세요)

아가야, 상상만 해도 신나지 않니?
해리포터와 함께 빗자루를 타고 슝슝
하늘을 날아다니면 얼마나 재미있을까?
가난한 소설가였던 조앤은
힘들고 고통스러웠던 시간들을
즐거운 상상을 하면서 이겨 나갈 수 있었대.
엄마도 우리 아가를 기다리는 동안
즐거운 상상을 하다 보면
마음이 따뜻해지고 행복해진단다.
우와, 상상이라는 건
정말 신비한 힘을 가진 것 같아.
우리 아가도
마법 같은 상상 속에서 살아가길 바래.

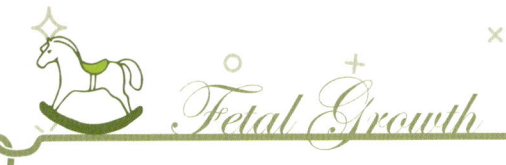

아기의 성장

(임신 4개월)‥태아는 길이 11~14cm, 몸무게 100g

남녀의 구별이 가능해요
태아의 생식기가 발달하면서 생식기가 외부로 드러나기 시작합니다. 남자아이의 경우 전립선이 나타나며, 여자아이는 난소가 골반에 위치하게 됩니다.

3등신의 형태가 돼요
전체적으로 3등신에 가까워집니다. 얼굴 윤곽도 점차 자리잡고, 보다 두꺼워진 피부로 내장을 보호합니다. 또 어른과 비슷한 신경 세포 수가 형성되며, 미세한 솜털 사이로 눈썹과 머리카락이 자랍니다.

태아가 활발하게 움직여요
엄마의 배 속에서 태아는 다양한 행동을 하게 됩니다. 기지개를 펴거나 하품을 하거나 머리를 흔들면서 손발을 꼼지락거립니다. 또 눈살을 찌푸리거나 주먹을 쥐거나 손가락을 빠는 행동도 합니다.

(임신 5개월)‥태아는 길이 16~18cm, 몸무게 300g

뇌가 발달해요
뇌가 발달하면서 3등신에서 4등신의 형태로 몸의 균형이 잡혀갑니다. 뇌에 주름이 생기고, 운동 신경이 발달하면서 태아는 자유자재로 움직일 수 있습니다.

감각 기관과 신경계가 발달해요
미각, 청각, 촉각이 발달하면서 아빠의 목소리, 엄마의 심장 뛰는 소리 등을 들을 수 있습니다. 엄마의 목소리를 기억하게 되고, 엄마의 배를 통해 전달되는 느낌에 좋고 싫은 반응을 보이기도 합니다.

흰색 태지를 분비해요
태아의 피부는 자글자글하고, 피지선에서는 태지를 분비합니다. 태지는 흰색의 지방으로 태아의 피부를 보호하고, 출산 때 태아가 산도를 부드럽게 빠져나올 수 있도록 도와줍니다.

(임신 6개월)‥태아는 길이 21~23cm, 몸무게 600g

얼굴이 명확해져요
피하 지방이 많지 않아 주름이 많고, 붉은색 피부를 지니지만 시간이 지나면서 얼굴에 살이 붙어 아기의 모습을 갖추게 됩니다. 눈꺼풀과 눈썹이 발달하고, 입술 모양도 뚜렷해지고, 머리카락의 색도 짙어져 얼굴 윤곽이 살아납니다.

아기의 방향이 자주 바뀌어요
양수의 양이 늘어나면서 아기는 양수 속에서 손발을 마음껏 움직이며 자주 방향을 바꾸게 됩니다. 아기가 거꾸로 있는 경우도 있지만 크게 걱정할 필요는 없습니다.

골격이 발달해요
엑스레이를 통해 두개골, 척추, 갈비뼈, 팔다리뼈 등을 구분할 수 있습니다.

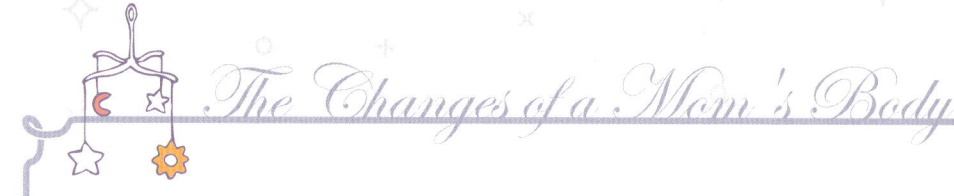

엄마의 변화

(임신 4개월)·· 엄마의 자궁은 어린아이 머리 크기 정도

태반의 완성으로 안정기에 접어들었어요
이제 유산의 위험이 거의 없는 안정기에 접어들었습니다. 엄마는 태반의 정맥을 통해 태아에게 영양이 풍부한 혈액을 공급하고, 태아는 노폐물을 배출하기도 합니다. 또 양수의 양도 늘어나 태아가 마음껏 움직일 수 있게 됩니다.

입덧이 멈추고 식욕이 당겨요
고통스러웠던 입덧이 끝나고 점차 식욕을 되찾을 시기입니다. 그러므로 급격히 살이 찌는 것을 조심해야 합니다.

임신부의 체형으로 변해 가요
자궁이 커지면서 아랫배가 눈에 띄게 불러오고, 유방이 커지며, 커진 자궁으로 허리와 사타구니가 아프기도 합니다. 이제 몸 전체에 지방이 붙으면서 본격적인 임신부의 체형을 갖추게 됩니다.

(임신 5개월)·· 엄마의 자궁은 어른 머리 크기 정도

태동이 느껴져요
미세한 태동이 느껴집니다. 엄마의 자궁이 커지면서 태아가 움직일 수 있는 충분한 공간이 만들어집니다. 태아는 다양한 자세를 취하게 되고, 엄마는 태아의 움직임을 느낄 수 있습니다. 하지만 아직은 미세하기 때문에 아빠까지는 느끼지 못할 수도 있습니다.

유방이 커지고 유즙이 분비돼요
평소에 하던 브래지어가 꽉 껴서 불편해지는 시기입니다. 유선의 발달을 위해 여유 있는 사이즈의 브래지어를 착용해야 합니다. 아기에게 먹일 모유를 준비하는 과정으로 유두에서 노란 분비물이 나오며, 유두 색깔이 짙어집니다.

백대하가 증가해요
질 분비물의 냄새가 심하고, 색이 짙으면 감염을 의심해야 합니다. 위생을 위해 팬티라이너를 착용하는 것이 좋으며, 통풍이 잘 되는 면 소재의 속옷을 착용하도록 합니다.

(임신 6개월)·· 엄마의 자궁은 19~21cm

몸무게가 본격적으로 늘어요
임신 전에 비해 5~6kg 정도 몸무게가 늘게 됩니다. 갑자기 늘어난 체중으로 몸매도 흐트러지고, 몸의 관절이 늘어나고, 등이나 허리가 아프기도 합니다.

숨쉬기가 힘들어져요
늘어난 몸무게, 갑상선의 활발한 기능으로 인해 숨이 차고, 커진 자궁이 폐를 누르기 때문에 조금만 움직여도 숨쉬기가 힘들어집니다. 천천히 몸을 움직이며, 틈틈이 휴식을 취해 몸과 마음을 안정시키도록 합니다.

빈혈이 생겨요
혈액을 희석시키는 혈장의 증가로 빈혈이 나타납니다. 충분한 철분 섭취로 빈혈을 예방하며, 원활한 혈액 순환을 위해 미지근한 물에 목욕을 하는 것도 좋은 방법입니다.

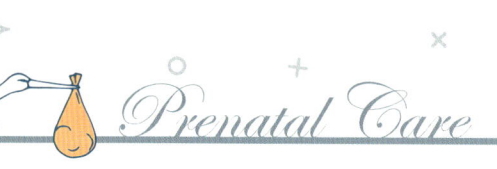

엄마 태교

배 속 아기와 함께 숲속을 걸어요

임신을 하면 호르몬 분비의 변화로 감정 기복이 심해지고 자주 불안과 우울을 느끼게 됩니다. 이럴 땐 인근의 공원이나 자연 휴양림에서 가볍게 산책을 즐기는 건 어떨까요?
상쾌한 마음으로 풀밭에 앉아 나무가 뿜어내는 피톤치드를 가까이에서 마시는 것이 좋습니다. 미세 먼지 없이 맑고 깨끗한 공기를 만끽하며 새소리와 시냇물 소리처럼 자연이 선사하는 멜로디에 귀를 기울여 보세요. 엄마와 아기의 정서적 안정은 물론, 조산의 위험성을 감소시켜 아기가 건강한 체중으로 태어나도록 돕는다는 연구 결과도 있습니다.

아기를 위해 억지로 먹는 것은 금물

배 속 아기를 위해 고른 영양을 섭취하는 일은 무엇보다 중요합니다. 하지만 태어나서 한 번도 먹어보지 않았던 가물치나 잉어 같은 음식을 억지로 참고 먹는 일은 피하는 게 좋습니다. 아무리 몸에 좋은 음식이라도 해도 구역질이 올라오는 것을 억지로 견딘다면 보약이 아니라 엄마와 아기 모두에게 스트레스로 작용한답니다.
입덧으로 힘들 때도 많은 양의 음식을 억지로 먹는 것보다는 하나를 먹더라도 즐거운 분위기에서 기분 좋게 먹는 것이 중요합니다.

마음이 답답할 땐 아기와 이야기를 나눠 보세요

엄마가 맛있는 음식을 먹으면 아기도 덩달아 배가 부르고, 엄마가 끼니를 거르면 아기도 배고픔을 느끼고 짜증을 냅니다. 바깥에서 좋은 소리가 들리면 편안해하고, 귀에 거슬리는 소리가 들릴 땐 안절부절못하고 불안해한답니다. 결국 엄마가 스트레스를 받으면 태아도 함께 긴장하고 우울해합니다.

마음이 답답하고 속이 상할 때 따뜻한 엄마의 손을 배에 대고 아기에게 말을 건네세요. 속상하거나 답답한 이야기를 함께 나누다 보면 공감대가 만들어지고 아기도 마음이 편해질 거예요.

즐겁게 할 수 있는 취미를 찾아보세요

임신 4개월에 접어들면 아기는 대뇌피질이 급격하게 발달하면서 감정을 느끼기 시작한답니다. 엄마의 감정이 아기에게도 고스란히 전달된다는 것을 잊지 마세요. 다양한 취미 활동을 통해 엄마가 즐거운 시간을 보낸다면, 아기에도 행복한 시간이 될 거예요.

평소 배워보고 싶었던 꽃꽂이나 바느질에 도전해 보는 건 어떨까요? 아기의 장난감을 직접 만들어 보는 것도 좋습니다. 즐거운 취미는 엄마의 스트레스를 줄여주는 건 물론, 산후 우울증을 예방하는 일석이조의 효과가 있답니다.

Question & Answer

Question 부부 관계를 해도 되나요?

Answer 많은 임신부들이 유산의 위험성 때문에 부부 관계를 피하는 경우가 많은데, 태반이 완성되는 임신 4개월 이후라면 유산의 위험이 낮은 임신 안정기에 해당되므로 부부 관계를 해도 큰 위험이 없습니다. 하지만 지나치게 복부를 압박하거나 유방을 자극할 경우 자궁 수축의 우려가 있으므로 주의해야 합니다. 또 깊은 결합의 체위는 피하도록 합니다.

부부 관계 중이나 후에 배가 당기거나 출혈이 있으면 반드시 병원을 찾도록 하며, 유산이나 조산기가 있는 임신부는 부부 관계를 피하는 것이 좋습니다.

Question 태담은 언제부터 가능한가요?

Answer 임신 4개월이 되면 아기는 엄마, 아빠의 목소리를 들을 수 있을 만큼 청각이 발달하므로 태담의 효과가 높아집니다. 부드럽게 배를 쓰다듬으면서 인사를 하거나 일상생활 이야기, 아기에게 들려주고 싶은 좋은 이야기 등을 엄마, 아빠가 함께 들려주면 태아는 지능이 향상됩니다.

또 태동이 활발한 시기이므로 태동을 느끼면 엄마도 바로 아기의 움직임에 대한 반응을 보이는 것이 좋습니다. 아기에게 엄마, 아빠의 사랑이 담긴 목소리를 많이 들려주는 것이 좋습니다.

Question 임부복을 꼭 입어야 하나요?

Answer 이제는 배도 나오고, 가슴도 커지고 몸 전체에 지방이 쌓이면서 임신부의 체형을 갖추게 됩니다. 그렇기 때문에 꽉 조이는 옷은 자궁과 배를 압박하므로 여유 있는 옷을 입는 것이 좋습니다. 특히 유방은 모유 수유를 위해 유선이 발달하므로 임신부용 브래지어를 착용하는 것이 좋습니다.

또 점점 배가 불러오기 때문에 허리에 통증을 느끼기도 합니다. 복부와 허리까지 충분히 감싸주는 임신부용 속옷을 착용하여 보온 효과와 함께 자궁과 허리를 보호합니다.

Question 피부가 너무 가려워요

Answer 임신을 하면 태반에서 나오는 호르몬으로 인해 피부가 가려워 고생하는 경우가 많습니다. 얼굴이나 배꼽 주위에 좁쌀처럼 발갛게 돋아나 간지럽기 시작해 가슴, 배, 다리, 팔까지 퍼지게 됩니다.

이럴 경우 세수를 할 때나 샤워를 할 때 비누를 사용하지 않도록 하며, 샤워를 자주해 몸을 청결하게 하는 것이 중요합니다. 샤워 후 오일을 발라주는 것도 좋습니다. 또 통풍이 잘 되는 면 소재의 옷을 입고, 기름진 음식을 피하는 것도 좋은 방법입니다.

㉕~㊱주
본격기

아기와 깊이 있는 이야기를 나눌 수 있는 시기예요.
주변의 동물이나 꽃 등 사물의 이름을 가르쳐 주고
숫자에 대해서도 이야기해 주세요.
이야기가 끝나면 배를 어루만지면서
아기에게 칭찬과 따뜻한
격려의 말을 잊지 마세요.

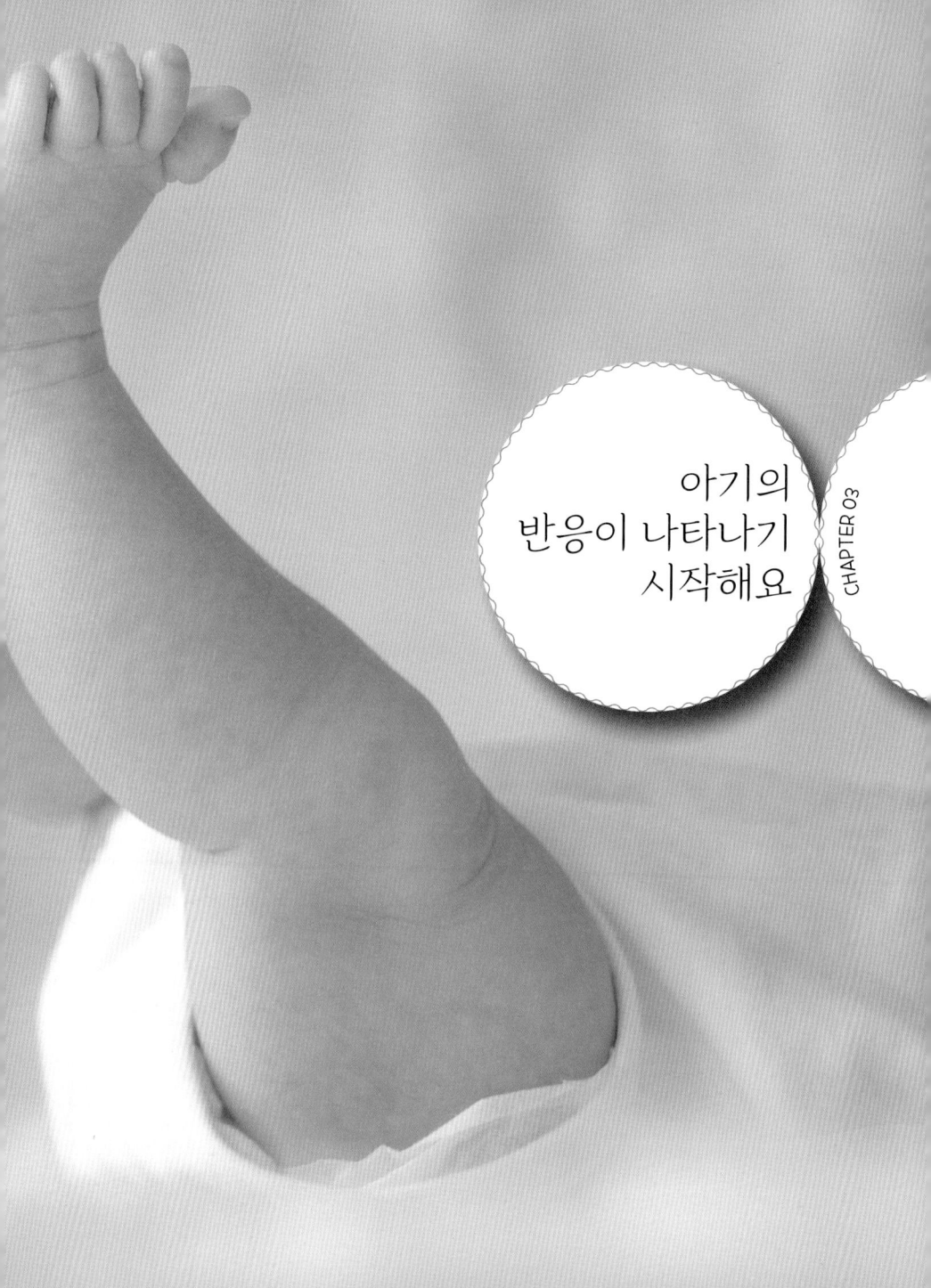

아기의 반응이 나타나기 시작해요

CHAPTER 03

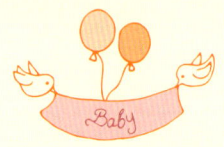

충분한 영양 공급이 필요한 시기예요.
임신 25주에 접어들면
아기의 뇌세포가 발달하면서 뇌에 주름과 홈이 만들어지며
뇌세포와 신경 순환계가 연결됩니다.
충분한 영양 공급으로 태아의 뇌 발달을 도와주세요.

명랑한 목소리로 기본 단어를 가르쳐 주세요.
일상생활에서 기본적으로 사용하는
쉬운 단어를 큰소리로 읽어주세요.
정확한 발음으로, 밝은 목소리로
아기에게 반복해서 말해 주는 게 좋아요.

퍼즐놀이로 사고력을 쑥 키워 주세요.
엄마가 퍼즐 맞추기에 집중하는 동안
아기도 함께 생각하는 시간을 갖게 됩니다.
이 과정을 통해 아기의 집중력을 키울 수 있습니다.

·· IQ(지능)를 길러 주는 동화
지혜로운 아버지

유대인들은 어려운 일이 닥쳤을 때 랍비를 찾아가 지혜를 구하거나 조언을 얻으며 인생의 스승으로 모시고 있습니다.
랍비가 누구냐고요?
유대인들이 선생님을 높여서 부르는 이름이에요.
어느 시골에 지혜롭기로 유명한 랍비가 살고 있었어요.
그의 집 대문은 언제나 활짝 열려 있었어요.
매일 수많은 사람들이 그를 찾아와 지혜를 구하기 때문이지요.
어느 날, 키가 크고 눈이 초롱초롱한 젊은 청년이 랍비를 찾아왔어요.

"이럴 때는 정말 어떻게 해야 될지 모르겠습니다."
청년의 눈에는 눈물이 맺혀 있었어요.
"무슨 일 때문에 그러시오?"
청년은 두 손으로 얼굴을 감싸고 엉엉 울었어요.
그리고 랍비에게 자초지종을 털어놓기 시작했어요.
"제 아버지는 무척 근면하고 성실한 분이셨어요. 하루도 쉬지 않고 장사를 하셔서 많은 돈을 모으셨지요. 그리고 저를 먼 외국으로 유학도 보내 주셨어요."
하지만 청년이 열심히 공부하는 동안, 아버지가 갑자기 세상을 떠났다는 거예요.
"저는 아버지의 장례를 치르기 위해 서둘러 고향으로 돌아왔어요."

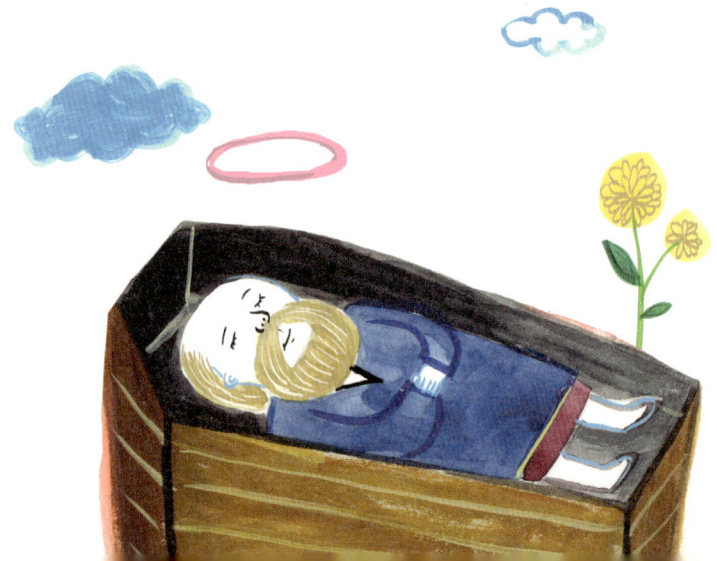

청년은 손등으로 눈물을 훔치며 말을 이었어요.

"고향집에 도착하니 시종이 문을 열어 주었어요."

"시종이 아버지의 마지막 임종을 지켜본 게로군요."

"네. 아버지의 유언장도 시종이 보관하고 있었지요."

"그런데 무슨 문제라도 생긴 겁니까?"

"네. 아주 큰 문제가 생겼어요. 유언장에는 아버지의 모든 재산을 시종에게 남긴다는 내용이 적혀 있었어요. 전 이제 돈 한 푼 없는 알거지가 됐어요. 더 이상 공부도 할 수 없게 되었고요. 아버지가 왜 그러셨을까요?"

청년은 또다시 엉엉 울기 시작했어요.

랍비는 청년의 등을 토닥이며 물었어요.

"그럼, 당신에게는 아무것도 남기지 않으셨나요?"

"한 가지 남겨주신 것이 있기는 합니다. 아버지의 재산 중 딱 한 가지만 고를 수 있다고 하셨어요. 오직 한 가지만요."

랍비는 눈을 감고 생각에 잠겼어요.

잠시 후, 랍비의 얼굴에는 환한 미소가 피어올랐어요.

"당신의 아버지는 정말 지혜로운 분이군요. 자, 눈물을 멈추고 잘 생각해 봐요."

랍비는 청년의 눈물을 닦아 주었어요.
그리고 차근차근 설명을 하기 시작했지요.
"하나밖에 없는 아들은 먼 외국에 있고, 영리하고 욕심 많은 시종이 가까이에 있소. 만약, 당신이 죽어간다면 아들에게 어떤 유언을 남겨야 할까요?"
"글쎄요, 어려운 문제네요."
"지혜로운 아버지는 바로 당신을 위해서 모든 재산을 시종에게 남긴 것입니다."
"저를 위해서라고요?"
청년은 이해할 수 없다는 듯 외쳤어요.
"부유한 상인이 혼자 죽어가면서, 모든 재산을 아들에게 물려준다는 유언을 남기면 욕심 많은 시종이 어떻게 할 것 같소? 아마 유언장을 버리거나, 거짓말을 해서라도 전 재산을 차지하려고 할 겁니다. 그럴 바에야 차라리 시종을 후계자로 삼아, 모든 재산을 그에게 물려주는 편이 낫겠지요."
"그럼 저는 어떻게 되는 것이지요?"
"잘 생각해 보세요. 아버지는 당신에게 가장 중요한 것을 한 가지 남기지 않았습니까?"

청년은 곰곰이 생각에 빠졌어요.
그러고는 무릎을 탁 치며 벌떡 일어섰어요.
"존경하는 랍비님, 저희 아버지는 정말 지혜로운 분이세요. 아버지의 뜻을 이제야 알았습니다."
청년은 랍비에게 넙죽 큰절을 올렸어요.
랍비는 인자하게 웃으며 청년을 일으켜 세웠어요.
청년의 두 눈은 눈물 대신 희망으로 빛나고 있었어요.
"지금 당장 시종과 함께 재판장에게 달려가겠어요."
"당신은 단 한 가지로 무엇을 선택할 생각인가요?"
"시종을 선택하겠습니다."
"현명한 선택입니다. 법적으로 시종의 재산은 주인의 재산이니까요. 이것이 바로 당신의 아버지가 당신을 위해 남긴 최고의 유산이랍니다."
아버지의 지혜로운 유언을 꿰뚫어 본 랍비의 친절한 설명 덕분에, 청년은 아버지의 전 재산을 무사히 지킬 수 있었어요.
물론 공부도 계속할 수 있게 되었지요.
재판이 끝난 뒤, 청년은 감사의 인사를 드리기 위해 다시 랍비를 찾아갔어요.

"랍비님 덕분에 아버지의 유산을 모두 되찾게 되었어요. 정말 감사합니다."
랍비는 인자하게 웃으며 고개를 가로저었어요.
"감사의 인사는 하늘에 계신 아버지께 드려야 할 겁니다. 마지막까지 아들에게 재산보다 더 귀중한 지혜를 유산으로 남겼으니까요."

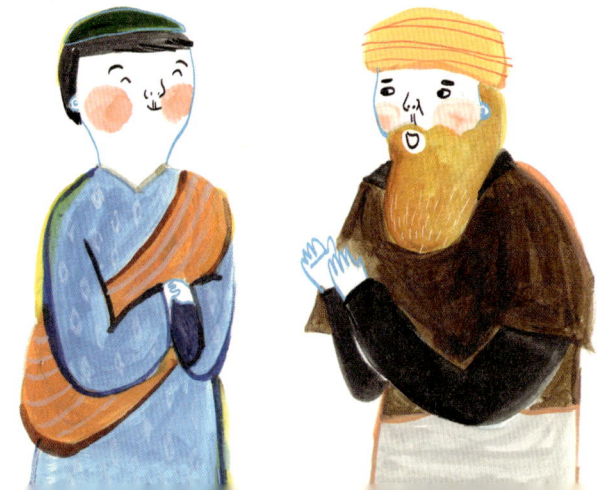

아가야, 엄마야

(엄마 목소리로 들려주세요)

정말 큰일 날 뻔했어!
아버지가 깊게 생각하지 않고
아들에게 전 재산을 남긴다는
유언을 했다면 어떻게 됐을까?
욕심 많은 시종이 재산을 모두 가로채고
청년은 빈털터리가 되었을지도 몰라.
어쩌면 아버지가 남긴 최고의 유산은
나 자신을 지킬 수 있는 지혜로움이 아닐까?
엄마는 동화 속 아버지가 그랬던 것처럼
우리 아가에게 지혜로운 마음을
가르쳐 주고 싶구나.

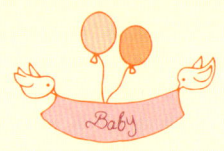

🦁 나들이는 자주 할수록 좋습니다.
주말이 되면 가까운 곳으로 나가
아기에게 새로운 것들을 보여 주세요.
아기에게 다양한 자극을 줄 수 있습니다.

🦁 임신 7개월이 되면
아기는 오감과 기억력이 크게 발달합니다.
이 무늬 어때? 이 색깔 마음에 드니?
아기에게 시각적인 것들을 많이 물어보세요.

🦁 직접 장난감을 만들어 보세요.
엄마가 손가락을 많이 움직일수록
아기의 두뇌에 좋은 자극을 주게 됩니다.
우유 팩이나 페트병을 이용해서
아기의 장난감을 만들어 보는 건 어떨까요?

·· EQ(정서)를 길러 주는 동화
크리스마스 선물

모든 사람들이 고대하는 크리스마스가 하루 앞으로 다가왔어요.
하지만 델라는 한숨밖에 나오지 않았어요.
"짐에게 크리스마스 선물을 사주려면 턱없이 모자라는걸."
델라는 사랑하는 남편 짐에게 크리스마스 선물을 사주려고 지난 몇 달간 돈을 모았지만, 고작 1달러 87센트밖에 되지 않았어요.
"이 돈으로는 아침 식사 때 먹을 빵도 사기 힘들 거야."
델라는 눈물이 고였어요.
잠시 생각에 잠긴 델라는 결심한 듯 모자를 쓰고 집 밖으로 나섰어요.

그녀가 찾은 곳은 집 근처의 미용실이었어요.

"델라, 어서 와요. 오늘도 아주 예쁘군요."

"예전에 제 머리카락을 사고 싶다고 하셨죠?"

"물론이에요. 델라의 아름다운 붉은색 머리카락은 언제나 대환영이에요."

숱이 풍성하고 윤이 나는 붉은색 머리카락은 델라의 자랑거리였어요.

짐도 델라의 붉은색 머리카락을 무척 좋아했어요.

미용실 주인은 델라에게 20달러를 주었어요.

짧은 머리가 어색했지만, 마음만은 새털처럼 가벼웠어요.

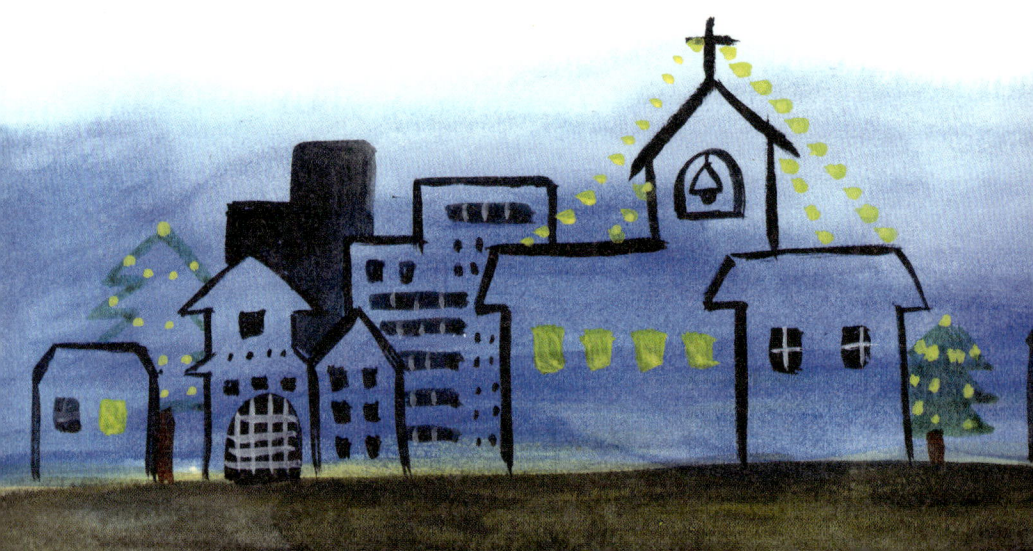

델라는 곧장 시계방으로 달려갔어요.
"크리스마스 선물을 고르시려고요?"
"네. 남편을 위해 시곗줄을 사고 싶어요."
짐에게는 가보로 내려오는 멋진 금시계가 있었어요.
하지만 시곗줄이 없어서 시계를 차고 다니지 못했지요.
델라는 그런 남편이 언제나 안타까웠어요.
"이 백금 시곗줄은 어떤가요? 아주 품위 있어 보이죠?"
"정말 아름다워요. 남편에게 잘 어울릴 것 같아요."
델라는 아름답게 반짝이는 백금 시곗줄을 샀어요.
이제 짐이 보란 듯이 시계를 차고 다닐 것을 생각하자, 저절로 웃음이 나왔어요.

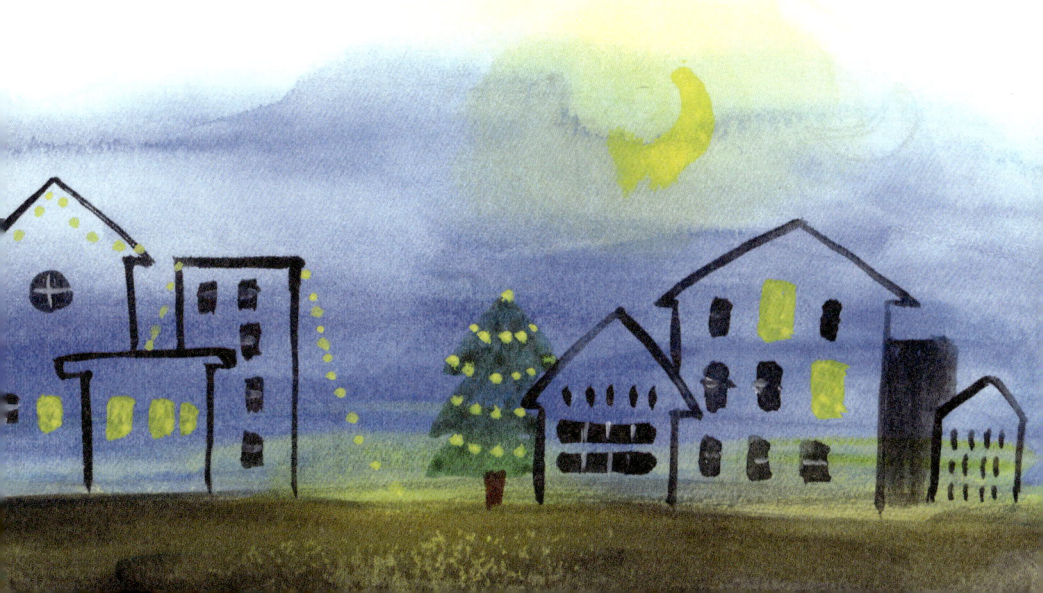

집으로 돌아온 델라는 모자를 벗고 거울을 바라봤어요.
짧은 머리의 델라는 마치 소년 같았어요.
델라는 눈을 꼭 감고 기도했어요.
"하나님, 제발 짐이 저의 이런 모습도 예쁘다고 생각하게 해 주세요."
저녁이 되었어요.
집집마다 크리스마스트리가 반짝이고, 거리에는 캐럴이 울려 퍼졌어요.
짐이 돌아올 시간이 되자 델라는 긴장되기 시작했어요.
"델라, 나 왔어요. 내가 무엇을 갖고 왔는지 알아요?"
짐은 델라를 보는 순간 얼음같이 굳어 버렸어요.
델라는 남편의 모습에 눈물이 나왔어요.
"제발 나를 그렇게 보지 마세요. 당신에게 아무런 선물도 하지 않고 크리스마스를 보낼 수 없었어요."
"그래서 머리카락을 잘랐단 말이오?"
"걱정 말아요. 머리카락은 또 자라잖아요."
하지만 짐은 계속 우두커니 서 있을 뿐이었어요.
"긴 머리카락이 없어도, 당신의 아내 델라는 여기에 있잖아요."

"오해하지 마오. 당신의 붉은색 머리카락이 사라졌다고 해서 내 사랑이 변하는 건 아니오. 하지만 이걸 보면 내가 왜 이렇게 깜짝 놀랐는지 알게 될 거요."

짐은 델라에게 작은 선물 상자를 내밀었어요.

델라는 상자를 열고 깜짝 놀랐어요.

"세상에, 이건 제가 오래 전부터 갖고 싶어했던 거잖아요."

상자 안에는 예전부터 델라가 갖고 싶어했던 아름다운 머리핀이 들어 있었어요.

가운데 반짝이는 보석이 박혀 있는 거북이 등껍질로 만들어진 머리핀이었어요.

"정말 고마워요, 여보. 제 머리카락은 아주 빨리 자라요. 봄이 올 때쯤이면 이 머리핀을 꽂고 나들이를 할 수 있을 거예요."

델라는 손바닥에 백금 시곗줄을 올려놓고 짐에게 내밀었어요.

"메리크리스마스, 짐. 이제 당신은 하루에 백 번이라도 시계를 볼 수 있어요. 자, 시계를 이리 주세요. 당신의 금시계와 아주 잘 어울릴 거예요."

짐은 시계를 건네는 대신 의자에 털썩 주저앉으며 미소 지었어요.

"델라, 우리의 크리스마스 선물은 당분간 미루는 게 어때요? 지금 바로 사용하기에는 너무 훌륭해서 말이오."

짐의 말에 델라는 눈만 깜빡였어요.

"머리핀 살 돈을 마련하기 위해 시계를 팔았지 뭐요. 하지만 멋진 시곗줄을 선물로 받게 돼서 난 정말 행복해요."

델라는 비로소 남편의 말을 이해했어요.

그리고 남편을 뜨겁게 안아 주었어요.

"짐, 지금 이 순간 저는 세상 누구보다 행복해요. 세상에서 가장 아름다운 크리스마스 선물을 받았는걸요."

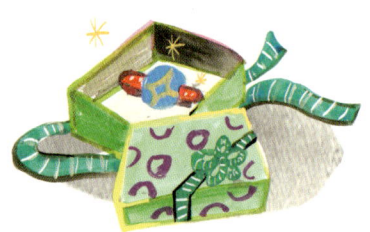

아가야,
엄마야

(엄마 목소리로 들려주세요)

우리 아가도 크리스마스가 되면
머리맡에 양말을 걸어두고
산타클로스 할아버지를 기다리겠네.
산타클로스 할아버지는
우리 아가에게 어떤 선물을 주실까?
엄마는 벌써부터 궁금하구나.
델라와 짐은 서로의 선물을 사기 위해
자신에게 가장 소중한 것을 팔아야만 했어.
하지만 그 속에는 거액의 선물보다 더 귀한
아름다운 사랑이 숨어 있단다.
엄마도 우리 아가에게 이렇게 멋진
크리스마스 선물을 해 주고 싶구나.

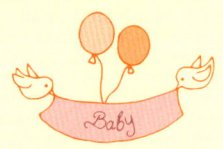

🌼 반복 학습으로 기억력을 키워 주세요.
아기의 기억력은 임신 7개월에서 9개월 사이에 완성됩니다.
재미있고 호기심 가득한 음성으로
글자나 숫자를 반복해서 말해 주세요.

🌼 신호를 보내 주세요.
태담을 나누면서 배를 톡톡 두드려 시작과 끝을 알려 주거나
애정을 듬뿍 담아 배를 쓰다듬어 주세요.
아기는 엄마의 신호를 금방 알아챈답니다.

🌼 아기에게 좋은 소식을 전해 주세요.
엄마 아빠에게 일어난 기쁜 소식을 아기에게도 들려주세요.
엄마의 좋은 감정이 그대로 전달되어
아기의 정서를 안정시켜 줍니다.

MQ(도덕성)를 길러 주는 동화
해님과 바람

바람은 심술쟁이였어요.

언제나 따뜻한 얼굴로 웃고 있는 해님을 못마땅하게 여겼지요.

오늘도 바람은 해님을 찾아가 시비를 걸었어요.

"너처럼 환하게 웃기만 하면, 사람들을 이길 수 없어. 나처럼 힘이 세야 사람들이 존경하고 따르는 법이지."

"그렇지 않아. 힘이 세야 사람들을 이길 수 있는 건 아니야."

그러자 바람은 한 가지 제안을 했어요.

"이봐, 친구. 나랑 내기 하나 할까?"

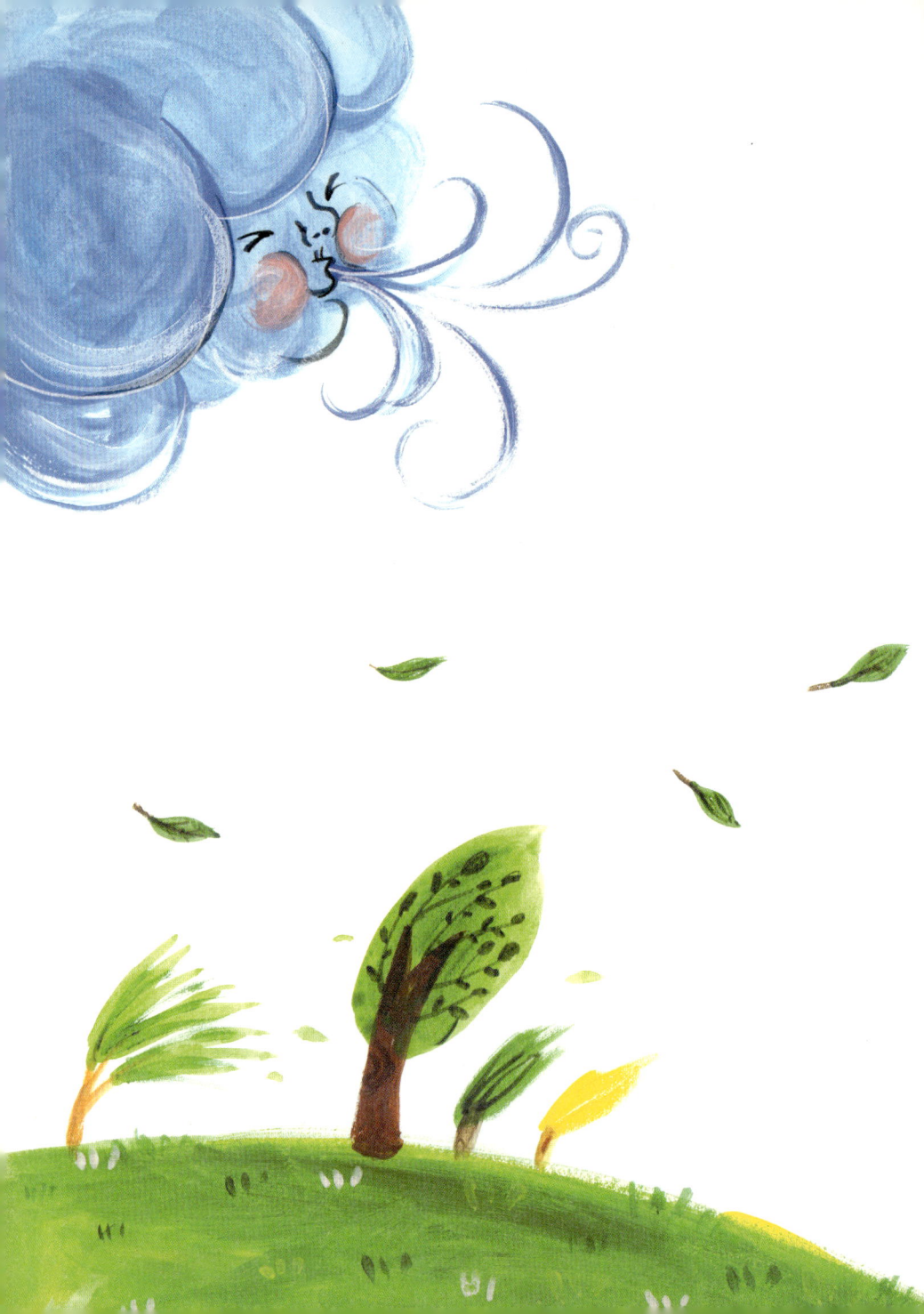

"무슨 내기를 하자는 거야?"
"저기 외투를 껴입은 나그네 보이지? 저 나그네의 외투를 벗기는 거야. 어때?"
해님은 웃음 가득한 얼굴로 고개를 끄덕였어요.
바람은 해님의 코를 납작하게 만들 생각에 신이 났어요.
"좋아, 바람의 본때를 보여주마!"
바람은 나그네 앞으로 다가가 숨을 크게 들이쉰 다음 푸 하고 거센 입김을 불어댔어요.

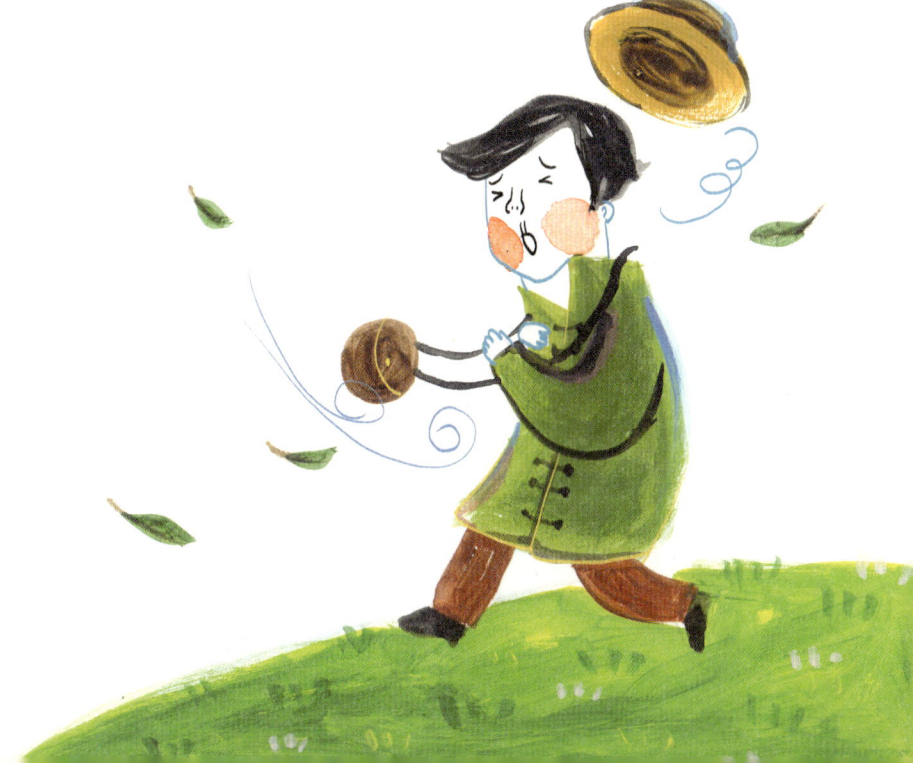

"아니, 갑자기 웬 바람이 이렇게 세게 부는 거지?"
나그네는 불어오는 바람을 헤쳐 나가기 위해 허리를 숙였어요.
바람이 의기양양하게 해님을 돌아봤어요.
"이것 봐. 바람을 힘껏 부니까 나에게 인사를 하잖아."
바람은 다시 한번 거센 바람을 내뿜었어요.
"휘이이잉, 휘이이잉. 이번에는 외투를 벗겨버릴 테다!"
거센 바람에 나뭇잎들이 우수수 떨어졌어요.
하지만 바람이 거세질수록 나그네는 외투를 더욱 단단히 여몄어요.
나그네의 외투가 벗겨지지 않자 바람은 당황했어요.
"바람아, 이제 그만하지 그러니?"
"아니야. 저기 나뭇잎들이 벌벌 떨고 있는 게 보이지? 조금 있으면 나그네의 외투도 분명히 벗겨질 거야."
바람은 고집을 부렸어요.
그러고는 마지막으로 온 힘을 모아 입김을 뿜었어요.
파도가 거칠게 출렁이고, 항구에 있던 배들은 물속으로 가라앉기 시작했어요.
하지만 나그네는 외투를 벗기는커녕 오히려 외투의 깃을 목까지 바짝 올렸지 뭐예요.

바람은 창피해서 얼굴이 붉게 달아올랐어요.

"바람아, 이번에는 내가 한번 해 볼게."

"흥, 거칠고 무서운 바람인 내가 실패했는데 네가 성공할 것 같아? 어림없다고!"

해님은 나그네를 향해 따뜻한 햇살을 비추기 시작했어요.

"휴, 바람이 비로소 멈췄네. 이제야 살 것 같다."

나그네는 외투의 깃을 조금 내렸어요.

그런 나그네를 보며 해님은 다시 한번 따뜻한 햇살을 비추었어요.

"조금 전까지만 해도 바람이 세게 불더니 지금은 따뜻한 봄날씨인 걸? 오늘따라 날씨가 왜 이리 변덕스럽담."

나그네는 이마에 흐르는 땀을 닦아 냈어요.

따뜻한 해님의 손길에 앙상한 나뭇가지에는 새싹이 돋아났어요.

아름다운 꽃이 흐드러지게 피어나자 숲으로 도망갔던 동물들도 꽃밭으로 놀러 나왔어요.

"쳇, 하지만 아직 나그네는 외투를 벗지 않았다고."

못마땅하게 팔짱을 끼고 있던 바람이 말했어요.

해님은 마지막 힘을 내어, 더욱 강한 햇살을 세상에 비추었어요.

"덥고 땀이 나서 도저히 걸을 수가 없는걸. 이대로는 안 되겠어."

온 몸에 땀이 비 오듯 쏟아지자 나그네는 조금도 망설이지 않고 외투를 벗어 버렸어요.
"말도 안 돼. 내 바람에는 외투를 벗지 않더니!"
바람은 너무 화가 나서 발을 동동 굴렀어요.
"바람아, 힘이 센 건 좋은 일이야. 하지만 사람의 마음을 움직이기 위해서는 힘보다 더 중요한 게 있어. 바로 따뜻한 사랑이란다."
해님은 조용한 목소리로 바람에게 이야기했어요.
그제야 바람은 자신이 내기에서 졌다는 걸 인정했어요.
그 후 바람은 더 이상 자신의 힘을 자랑하지 않았대요.

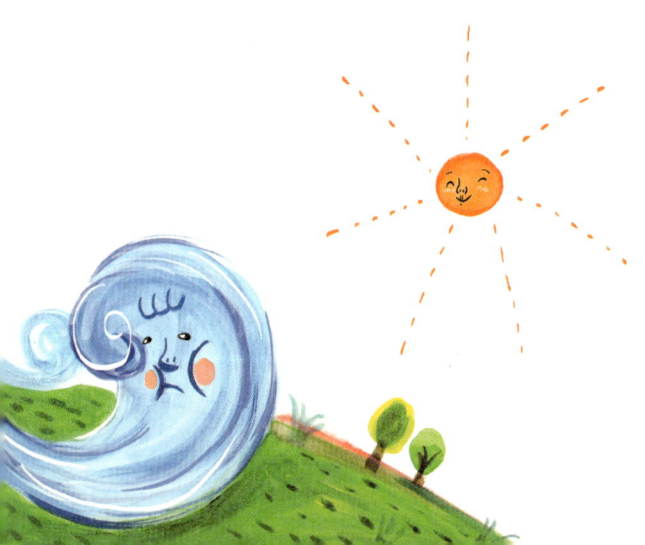

아가야, 엄마야

(엄마 목소리로 들려주세요)

바람은 정말 심술쟁이야.
자기가 힘이 세다고 자신만만해서
거센 바람을 내뿜으면
내기에서 이길 거라고 생각했어.
하지만 나그네의 외투를 벗긴 건
거센 바람이 아니라
해님의 따뜻하고 포근한 햇살이었어.
엄마는 우리 아가가
이것만은 꼭 기억했으면 좋겠어.
사람의 마음을 움직이는 것은
힘이 아니라 따뜻한 사랑이라는 것을.

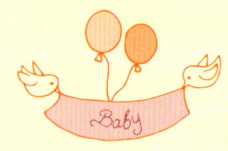

🌼
태담에는 정해진 주제가 없습니다.
마치 아기와 마주 앉아 대화하는 것처럼
일상생활 속의 작은 느낌을 전하는 것,
이것이 바로 태담의 기본이랍니다.

🌼
웃음과 관련된 의성어를 따라해 보세요.
하하! 호호! 히히! 헤헤!
재미있는 의성어를 따라하다 보면
자연스럽게 웃음으로 바뀌게 되고
배 속의 아기에게도 행복한 기분이 전해집니다.

🌼
엄마, 아빠의 노랫소리를 들려주세요.
이 시기의 아기는 청각이 발달하여
엄마와 아빠의 목소리를 구별할 수 있어요.
배를 쓰다듬으며 노래를 들려주면
감정이 풍부한 아기로 자라게 됩니다.

·· SQ(사회성)를 길러 주는 동화
브레멘 음악대

바하마는 주인을 위해 평생 열심히 일을 한 성실한 당나귀였어요.
하지만 바하마가 늙고 병들자, 주인은 혀를 찼어요.
"이런, 더 이상 쓸모가 없겠는걸. 장에 내다 팔고 젊고 힘이 센 당나귀를 사야겠군."
슬퍼하던 바하마가 막 잠이 들려고 할 때였어요.
어디선가 그리운 엄마의 목소리가 들려왔어요.
"귀여운 우리 아들 바하마야, 울지 말고 용기를 내렴. 너는 멋진 음악가가 되고 싶어했잖니. 지금도 늦지 않았어."

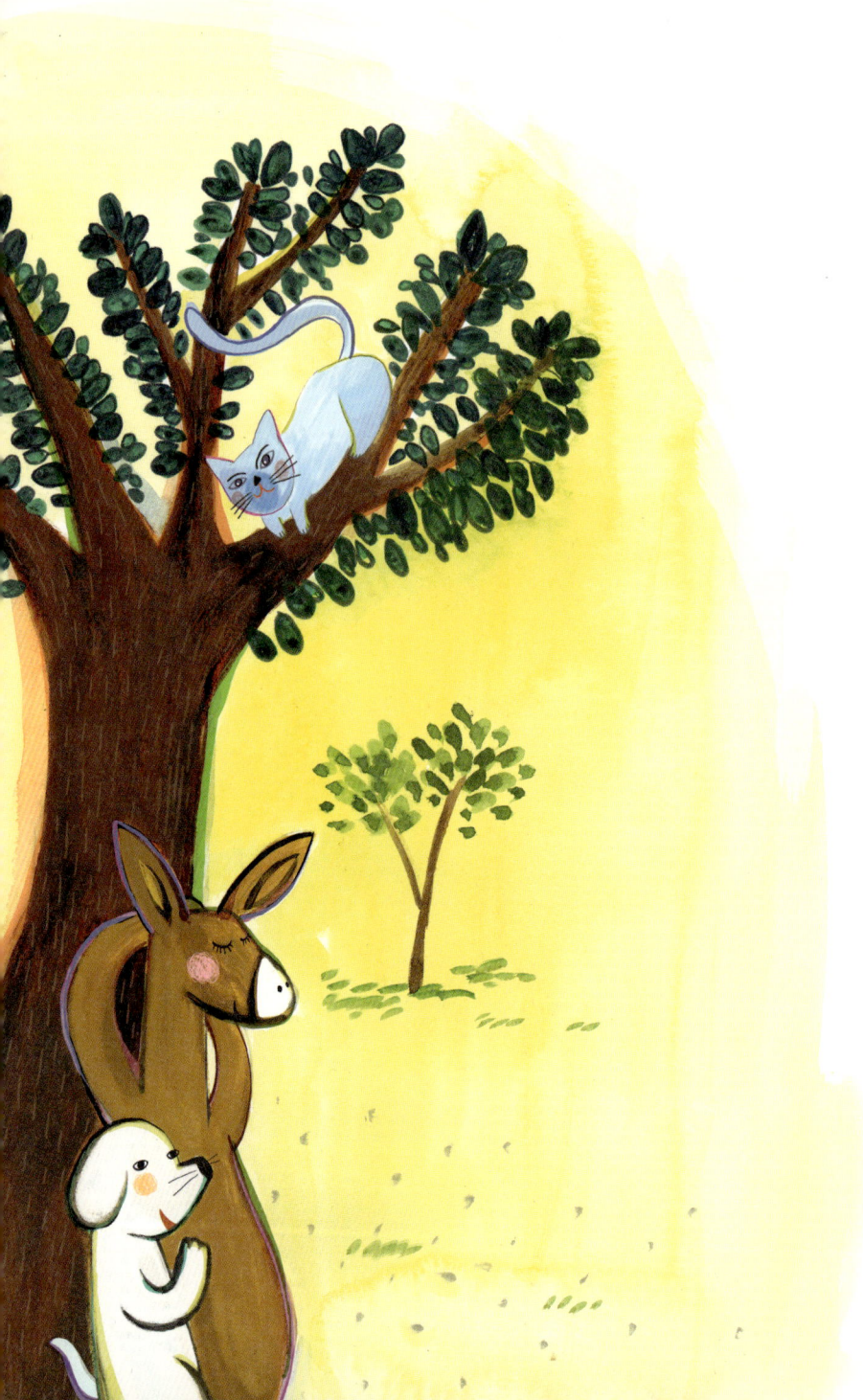

엄마의 이야기에 바하마는 바이올린을 좋아했던 어린 시절이 떠올랐어요.

음악의 도시 브레멘으로 떠나기로 마음먹은 바하마는 몰래 우리를 빠져나와 브레멘을 향해 걷기 시작했어요.

그런데 그때 헐떡이고 있는 사냥개 한 마리와 마주쳤어요.

"이봐, 왜 그렇게 헐떡거리고 있니?"

"나는 와우라고 해. 내가 늙고 힘이 없어서 더 이상 사냥터에서 뛰지 못하니까 우리 주인이 나를 총으로 쏘려고 하는 거야. 그래서 도망치는 길이야."

"나도 늙고 병이 들자 주인이 장에 내다 팔려고 해서 도망치는 중이야. 음악가가 되기 위해 브레멘으로 가는 길인데 너도 함께 갈래?"

"좋아. 북이라면 아주 신나게 칠 수 있거든."

바하마와 와우는 사이좋게 길을 걸었어요.

쓸쓸하던 차에 친구가 생겨서, 바하마는 무척 든든하고 기분이 좋았어요.

그때 어디선가 슬픈 피리 소리가 들렸어요.

나무 위에서 털이 숭숭 빠진 늙은 고양이가 피리를 불고 있었어요.

"너는 왜 이렇게 슬픈 노래를 연주하고 있는 거니?"

바하마가 물었어요.

"난 방금 죽을 뻔했다가 살아났거든. 젊었을 때는 나도 우리 동네 쥐잡기의 명수였어. 하지만 늙고 이빨이 둔해지면서 점점 쥐잡기가 힘들어지자 주인이 나를 물에 빠뜨리려고 하는 거야."

바하마는 늙은 고양이 로디에게 함께 브레멘으로 가자고 말했어요.

로디의 피리 부는 솜씨는 아주 훌륭했거든요.

브레멘으로 향하는 동물들의 숫자는 셋으로 늘었어요.

"꼬끼오, 꼬끼오."

세 친구는 사무친 목소리로 울고 있는 수탉과 마주쳤어요.

"왜 그렇게 구슬피 울고 있니?"

"아침마다 기상나팔을 불고, 그날의 일기 예보를 주인님께 전하는 게 우리 수탉들의 임무란다. 그런데 내가 날씨가 좋을 거라고 한 날 비가 와서 주인집의 빨래가 흠뻑 젖었지 뭐야. 인정머리 없는 주인이 요리사에게 나를 가리키면서 내일 맛있는 닭 요리를 준비하라는 거야. 오늘은 내가 세상을 사는 마지막 날이란다. 그러니 울음이 나지 않겠니?"

"우리는 음악가가 되기 위해 브레멘으로 가는 길이야. 우리랑 함께 가자. 넌 멋진 목소리를 가졌잖아."
수탉의 이름은 쏭쏭이었어요.
이렇게 네 마리의 동물들은 브레멘으로 향했어요.
밤이 깊어지자, 동물들은 배가 고팠어요.
"얘들아, 저기 멀리 불빛이 보여."
"킁킁, 맛있는 냄새도 나는걸. 빨리 가보자."
불이 환하게 켜진 집 앞에 도착한 동물들은, 우선 창문으로 집 안을 살펴보기로 했어요.
가장 키가 큰 바하마가 창가로 가 집 안을 살펴보았어요.
"식탁에 술과 음식이 잔뜩 차려져 있어. 그리고 험상궂은 사람들이 금화 주머니를 들고 기뻐하고 있어."
"저 도둑들을 쫓아내고 우리가 저 안에 들어가면 좋을 텐데."
고양이 로디가 중얼거렸어요.
"얘들아, 이렇게 하면 어떨까?"
바하마는 바닥에 넙죽 엎드렸어요.
그리고 와우와 로디, 쏭쏭이 차례로 올라탔어요.
"하나, 둘, 셋. 지금이야!"

바하마의 신호에 동물들은 일제히 온 힘을 다해 합창을 하기 시작했어요.
히힝히힝 당나귀, 멍멍 사냥개, 야옹 고양이, 꼬끼오 수탉의 소리가 더해지자 세상에서 제일 괴상한 소리가 만들어졌어요.
도둑들이 깜짝 놀라 밖으로 달려나온 순간 동물들은 도둑의 얼굴을 향해 달려들었어요.
"유, 유령이다!"
겁에 질린 도둑들은 '걸음아 나 살려라!' 하고 줄행랑을 쳤어요.
다음날, 도둑들이 살던 집에 유령이 나타난다는 소문이 퍼지자 겁 많은 도둑들은 다시 그 집에 나타나지 않았어요.
"얘들아, 브레멘까지 가지 말고 여기에서 다 함께 사는 건 어때?"
바하마가 친구들에게 물었어요.
"우리 넷이 함께라면 정말 근사한 음악단을 만들 수 있을 거야."
친구들은 모두 바하마의 의견에 찬성했어요.
늙고 병든 몸으로 쫓겨났던 바하마와 친구들은, 매일 즐거운 음악을 연주하며 행복한 시간을 보냈대요.

아가야, 엄마야

(엄마 목소리로 들려주세요)

둥둥둥, 둥둥둥.
우리 아가도 동물들과 함께
신나게 북을 치고 싶지 않니?
주인에게 버림받은 가여운 동물들이
자신들만의 멋진 새 인생을 찾았으니, 우리 함께 축하해 주자.
아마 바하마 혼자였다면
이렇게 멋진 인생 역전은 힘들었을 거야.
비록 늙고 힘없는 동물들이지만 마음을 합치고 지혜를 모으니
사나운 도둑도 거뜬히 물리칠 수 있었어.
아가야, 세상을 살다보면 뜻하지 않은
힘든 일을 겪기도 한단다.
하지만 좌절하지 않고 엄마와 또는 친구와 함께
힘을 합쳐 노력하면 못할 일이 없을 거라고 믿어.

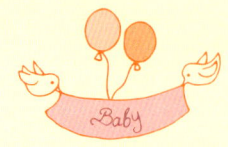

🌞 뇌세포 발달은 임신 7개월이 최고!
임신 7개월의 아기는 뇌세포의 수가 성인의 두 배에 달합니다.
적절한 자극을 통해 아기의 뇌세포를 발달시켜 주세요.

🌞 엄마가 직접 노래를 불러 주세요.
아기는 엄마의 노랫소리에 평안함을 느끼게 됩니다.
또 노래를 부를 때 깊은 호흡을 하므로
아기에게 신선한 공기를 전달해 줍니다.

🌞 만화책을 읽는 것도 태교입니다.
아기에게 재미있는 만화를 읽어주세요.
풍부한 감정으로 읽다 보면 엄마의 몸에도 엔도르핀이 돌고,
아기의 상상력과 창의력에도 도움이 됩니다.

·· CQ(창의성)를 길러 주는 위인 이야기

폴 포츠

2007년 어느 여름, 영국에서 일반인을 대상으로 하는 노래 경연대회가 열렸어요.

낡고 허름한 옷을 입은 배가 불룩 나온 못생긴 남자가 무대에 올라왔어요.

게다가 부러진 앞니는 가뜩이나 주눅들어 있는 남자를 더 볼품없게 만들었어요.

"안녕하세요. 저는 올해 서른여섯 살이고 휴대폰을 팔고 있습니다."

심사 위원들은 못마땅한 태도로 팔짱을 끼고 앉아 빨리 노래를 끝냈으면 하는 심드렁한 표정으로 시계만 보았어요.
드디어 못생긴 남자가 노래를 시작했어요.
그런데 외모와는 다르게 상상할 수 없을 만큼 고운 목소리가 울려 퍼졌어요.
심사 위원들은 자세를 고쳐 앉았어요.
"이런 목소리를 두고 천상의 소리라고 하는 게 아닐까요?"
"정말 감동적인 노래예요."
객석도 술렁였어요.
한 여인은 계속해서 눈물을 닦아냈어요.
심사 위원들과 모든 관객들이 일어나 박수로 환호했어요.
못생긴 서른여섯 살의 휴대폰 세일즈맨 폴 포츠의 새로운 인생이 시작되는 순간이었어요.
어린 시절 폴은, 못생긴 외모와 어눌한 말투 때문에 친구들에게 놀림을 받고 왕따를 당했어요.
"이봐, 폴. 이티가 너를 보면 친구하자고 하겠다."
"벙어리도 너보다 말을 더 잘할 거야."
외로움을 잊기 위해 폴은 큰소리로 노래를 부르곤 했지요.
폴에게 음악은 유일한 친구였어요.

폴은 오페라 가수가 되는 게 꿈이었어요.
하지만 번번이 오디션에서 떨어졌어요.
그러던 어느 날 생각지도 못했던 불행이 찾아왔어요.
몸에 악성 종양이 생겨 수술을 받아야 했던 거예요.
그리고 수술한 지 얼마 지나지 않아 끔찍한 교통사고를 당하고 말았어요.
몇 번의 대수술이 계속되는 동안 폴의 몸은 만신창이가 되었어요.
"노래에 대한 꿈은 접어야 할 것 같아요."
폴은 눈물을 흘리며 부모님께 말했어요.
"오페라 가수는 어릴 적부터 너의 꿈이었잖니?"
"하지만, 돈이 없어요. 빵 한 조각을 사려고 해도 신용 카드를 써야 하는걸요."
그는 생계를 위해 휴대폰 세일즈를 시작했어요.
"폴, 브리튼즈 갓 탤런트라는 텔레비전 프로그램에서 노래에 재능 있는 일반인을 뽑는대."
"나 거기에 나가서 노래를 해 볼까 하는데……."
"너처럼 부끄럼 많이 타는 친구가 텔레비전 출연이라니, 말도 안 돼."

폴은 참가 신청서를 냈어요. 그리고 결승전에 진출하게 되었지요.
다른 참가자들과는 달리 폴은 혼자 구석에 숨어 있었어요.
그런데 놀라운 일이 벌어졌어요.
쟁쟁한 후보들을 제치고, 뚱뚱하고 못생긴 폴이 우승을 차지한 거예요.
"폴, 정말 축하해요."
"내가 1등을 하다니, 정말 믿어지지 않아요."
"폴, 당신의 목소리에는 뭔가 특별한 게 있어요."
폴의 노래는 영국 국민들의 마음을 사로잡았어요.
가난했던 폴은 2억 원의 우승 상금을 받게 됐어요.
하지만 진짜 상은 따로 있었어요.
"폴, 준비됐나요?"
"준비라니요?"
"런던 심포니 오케스트라와 함께 음반을 낼 거예요."
드디어 폴은 꿈에 그리던 오페라 가수가 된 거예요.
그의 노래가 실린 첫 번째 음반은, 폴의 영웅인 성악가 파파로티의 음반과 나란히 진열됐어요.
폴의 인기는 나날이 높아졌어요.

가는 곳마다, 사인을 받으려는 사람들로 발 디딜 틈이 없을 정도였어요.
"폴, 당신은 정말 귀엽게 생겼군요."
"테디 베어 같아요. 꼭 안아 주고 싶어요."
폴은 이제 세계에서 가장 바쁜 유명 인사가 되었지요.
"이번 공연에 당신이 노래를 해 줬으면 좋겠어요."
"오, 정말 죄송해요. 벌써 1년치 스케줄이 다 차버렸어요."
사람들은 폴을 21세기 신데렐라라고 불렀어요.
하지만 폴은 고개를 저었어요.

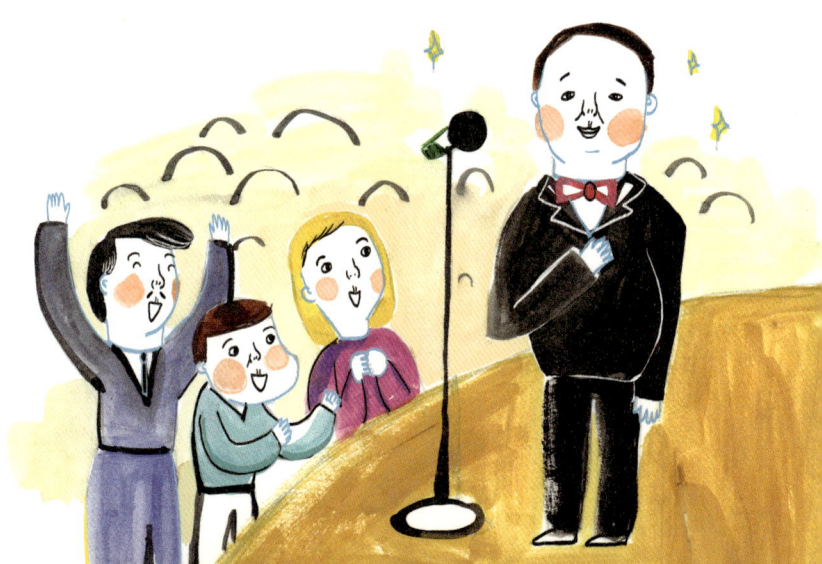

"나는 달라진 게 없어요. 여전히 못생겼고, 말도 잘 못해요. 보세요, 배도 아직 불룩하죠? 다만 달라진 것은 노래를 부를 때 조금 자신감이 생겼다는 거예요. 그리고 노래를 부를 수 있는 기회가 많아졌고요."
폴은 자신을 세계적인 스타라고 생각하지 않았어요.
"희망이 없어 보일지라도 앞일은 누구도 모르는 거예요. 꿈을 꾸는 사람들에게는 꼭 기회가 찾아옵니다. 꿈을 꾸다 보면 결국 그 꿈은 이루어지게 돼 있어요."
폴은 오늘도 아름다운 목소리로 노래를 부르고 있어요.
그의 노래는, 꿈을 이루기 위해 노력하는 사람들에게 희망의 메시지를 전하고 있어요.
포기하지 않는다면 언젠가 그 꿈은 반드시 이루진다는 것을…….

아가야, 엄마야

(엄마 목소리로 들려주세요)

우리 아가는 어떤 꿈을 꾸며 살게 될까?
꿈을 이루기 위해 노력하다 보면
기뻐서 웃는 날도 있겠지만
너무 힘들어서 좌절하거나 울고 싶을 때도 있을 거야.
그럴 때는 폴 포츠 아저씨를 생각하렴.
못생긴 외모와 어눌한 말투 때문에
사람들은 폴 포츠 아저씨가
오페라 가수가 될 수 없을 거라고 말했어.
하지만 폴 포츠 아저씨는
늘 가슴에 꿈을 간직했고 기회가 왔을 때
그 기회를 놓치지 않고
자신의 꿈을 펼칠 수 있었지.
자신의 꿈을 포기하지 않는 사람은 언제든 그 꿈을 이룰 수 있단다.
폴 포츠 아저씨처럼.

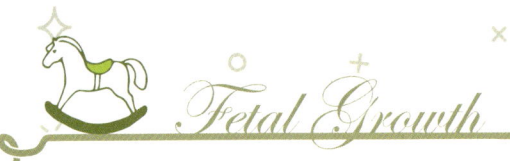

아기의 성장

(임신 7개월)‥ 태아는 길이 30~35cm, 몸무게 1kg

숨을 쉴 수 있어요
폐포가 발달하면서 콧구멍이 열려 태아 스스로 호흡을 할 수 있습니다. 하지만 아직 폐에 공기가 들어 있지 않아 실제로 공기로 숨을 쉬지는 못합니다.

엄마의 감정을 그대로 느껴요
시각과 청각이 거의 완성되어 외부 자극에 반응합니다. 엄마, 아빠의 목소리, 편안한 음악을 좋아하며, 시끄러운 소리나 강한 빛은 싫어합니다. 엄마의 감정을 그대로 느낄 수 있으므로 좋은 생각으로 즐거운 하루하루가 되도록 합니다.

시신경이 작용해요
시신경의 작용으로 빛을 비추면 빛을 따라 아기의 머리가 움직입니다. 뇌 조직이 발달하면서 뇌세포와 신경 순환계가 연결됩니다.

피부가 불투명해져요
투명하던 태아의 피부가 불투명해지면서 불그스름한 색을 띠게 됩니다. 피부를 덮고 있던 배내털은 모근 방향을 따라 비스듬한 결을 이루게 됩니다.

(임신 8개월)‥ 태아는 길이 42cm, 몸무게 1.8kg

폐와 소화 기관이 완성돼요
지방층이 형성되어 태아의 피부는 탱탱해지며, 눈동자로 초점을 맞추는 연습을 합니다. 양수 속에서 폐를 부풀려 숨을 들이쉬며 호흡을 연습하기도 합니다.

빛을 감지해요
이제 태아는 눈을 뜨고 자궁 밖의 밝은 빛을 감지할 수 있습니다. 외부에서 밝은 빛을 비추면 태아는 자연스레 빛을 따라 고개를 돌립니다.

(임신 9개월) ·· 태아는 길이 45cm, 몸무게 2.3~2.6kg

소변을 배출해요
양수를 마시고 소변으로 배출함으로써 태어난 후의 원활한 신진 대사를 위해 연습을 합니다.

태어날 준비를 해요
이제부터 태아는 머리를 이리저리 움직이며 태어날 준비를 합니다. 엄마의 자궁 쪽으로 머리를 움직여 위치를 조절합니다.

손톱이 뾰족해져요
이제 태아는 분홍색의 피부색을 띠고 있으며, 몸의 주름도 점차 줄어들게 됩니다. 손톱이 길고 뾰족하게 자라 간혹 자신의 얼굴을 할퀴기도 합니다.

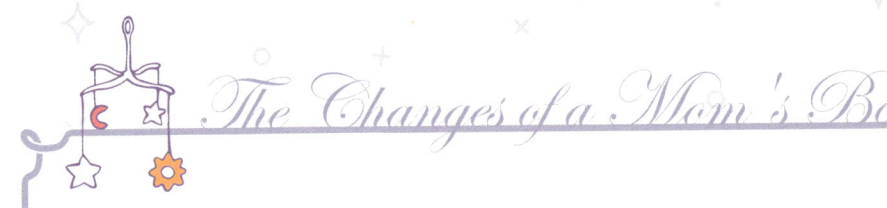

엄마의 변화

·· 임신 7개월

커진 자궁으로 인해 호흡이 힘들어져요
자궁이 커지면서 속이 거북해지기도 하고, 제일 밑에 위치한 갈비뼈가 바깥쪽으로 휘어져 아프기도 합니다. 또 배가 많이 불러옴에 따라 자세가 불편해 숙면을 취하는 것도 어려워집니다.

임신선(튼살)이 나타나요
배, 허벅지 주변에 보라색의 임신선이 나타납니다. 임신선은 피부가 늘어나면서 피하 결합 조직이 끊어져서 긴 줄 모양이 생기는 현상으로, 출산 후에 대부분 광택이 나는 흰색 주름(튼살)으로 남습니다.

초유가 만들어져요
출산 4~5일 후까지 나오는 노란색의 걸쭉한 초유는 면역 성분이 풍부하게 들어 있어 아기를 더욱 건강하게 해 주고, 태변 배출을 도와줍니다.

·· 임신 8개월

출혈이 나타나요
자궁을 중심으로 혈액이 순환되기 때문에 잇몸에서 자주 피가 나고, 치질이 생기거나 정맥류가 나타나기도 합니다.

체중이 증가해요
태아가 급속도로 성장하는 시기이므로 임신부의 몸무게도 빠르게 증가합니다.

하지만 갑자기 체중이 늘면 고혈압이나 당뇨 등으로 조산할 우려가 있습니다.

속이 울렁거려요
자궁저가 위를 압박하기 때문에 입덧할 때처럼 속이 매스껍고 울렁거려 음식을 제대로 먹을 수가 없습니다. 이럴 때에는 음식을 조금씩 나누어서 천천히 먹도록 합니다.

·· 임신 9개월

하강감이 느껴져요
태어날 준비를 위해 태아의 머리가 산도 쪽으로 향해 있기 때문에 엄마는 태아가 아래로 내려간 느낌을 받게 됩니다. 이로 인해 엄마는 소변이 자주 마렵고, 복부가 당기고, 움직일 때마다 아기가 나올 것 같은 느낌이 듭니다.

골반에 통증을 느껴요
아기가 아래로 내려오면서 골반 부위를 압박해 아랫배와 골반, 넓적다리에 통증을 느끼게 됩니다. 이런 통증은 출산 때까지 이어지며, 통증이 심할 때는 옆으로 누워 휴식을 취합니다.

몸무게는 최고가 돼요
이제 임신부의 몸무게는 최고치를 기록하게 되며, 보통 11~14kg 정도 몸무게가 늘어나게 됩니다. 하지만 앞으로 남은 기간 동안 몸무게는 거의 변하지 않습니다.

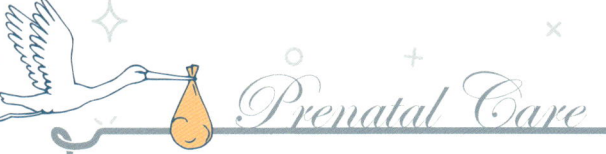

엄마 태교

스마트폰 사용은 가급적 줄이세요

입덧이 심하고 몸도 무겁다 보니 주로 스마트폰을 사용하며 지내는 경우가 많습니다. 임신부 카페에 가입해 정보도 얻고 댓글로 세상 사는 이야기도 나눌 수 있어 스트레스 해소에도 도움이 됩니다.

하지만 스마트폰의 전자파가 아기의 체중과 키 감소에 영향을 미친다는 연구 결과가 있는 만큼 가급적 사용을 줄여야 합니다. 임신을 하면 릴랙신이라는 출산 촉진 호르몬이 평소보다 10배 이상 분비되는데 이로 인해 관절 결합이 떨어지고 근육과 인대가 약해지게 됩니다. 따라서 고개를 숙이거나 잘못된 자세를 장시간 유지하면 척추와 관절에 좋지 않습니다.

가벼운 운동으로 엄마와 아기의 건강을 챙기세요

유산의 위험이 큰 임신 초기가 지나 안정기에 접어들면 매일 시간을 정해두고 꾸준히 운동을 하는 게 좋습니다. 운동을 통해 임신으로 인한 비만을 예방하고, 출산에 필요한 다리나 허리, 배의 근육을 단련시킬 수 있습니다. 아울러 운동을 하는 동안 분만 때 필요한 호흡을 자연스럽게 익히게 돼 출산의 고통을 줄일 수 있답니다.

걷기나 수영처럼 큰 근육을 사용하는 운동이 좋고, 임신부 요가나 가벼운 체조도 추천하는 운동입니다. 그런데 수영의 경우 전신 운동이기 때문에 임신 중독증, 당뇨병, 심장 질환이 있다면 반드시 의사와 상의하세요. 운동은 무리하지 않도록 하루 30분 정도가 적당하고, 운동 후에는 수분을 섭취하고 푹 쉬는 게 좋습니다.

비과학적인 속설은 무시하세요

'아기를 가졌을 때 닭고기를 먹으면 아기가 닭살 피부가 된다', '오리 고기를 먹으면 손발 붙은 기형아를 출산한다', '육식 하면 아들, 채식 하면 딸?' 등 임신을 하면 종종 듣게 되는 이야기들입니다.

과학적이지 않다는 걸 알면서도, 예비 엄마 입장에서는 아기를 위해 하나라도 더 조심하려고 노력하게 되지요. 하지만 먹고 싶은 것까지 참아 가면서 비과학적인 속설을 따를 필요는 없습니다.

하루 30가지 이상의 식품을 섭취하세요

아기가 배 속에 있으니 엄마와 아기 두 명분의 식사를 먹어야 한다고 생각하기 쉽습니다. 실제로 임신을 한 뒤 억지로 식사량을 늘리려 노력하기도 하지요. 하지만 음식의 양을 늘리는 것보다는 골고루 영양분을 섭취하는 것이 훨씬 더 중요합니다.

태아가 건강하게 자랄 수 있도록 고단백·저지방 식품을 포함해 하루 30가지 이상의 식품을 섭취하는 게 좋습니다. 따라서 한 끼 식사에 10가지 이상의 식품을 먹을 수 있도록 식단을 짜는 게 중요하겠죠?

Question & Answer

Question 회음부가 가려워요
Answer 출산일이 가까워지면서 엄마의 몸은 출산 준비를 합니다. 태아가 원활하게 산도를 통과하기 위해 자궁 경부에서 분비물이 늘어납니다. 이로 인해 칸디다균에 감염되기 쉽습니다. 대하가 많이 나오고, 피부염이나 습진이 생겨 몹시 가렵다면 바로 병원을 찾아야 합니다.
속옷을 자주 갈아입어 청결을 유지하면 가려움증을 예방할 수 있습니다.

Question 요실금이 나타나요
Answer 재채기를 하거나 크게 웃을 때 자신도 모르게 소변을 찔끔거리는 경우가 있습니다. 이것은 자궁이 커지면서 방광을 압박해 소변 공간이 줄어들면서 나타나는 현상으로 임신부에게 흔히 생기는 일반적인 증상입니다. 자주 소변을 보아 방광이 차지 않도록 하며, 위생대를 사용하는 것도 좋은 방법입니다.
또 평소 항문을 조이는 케겔 운동을 꾸준히 하면 회음부의 근육을 강화시켜 회음부 처짐을 방지하고, 분만시 통증을 완화시켜 줍니다.

Question 잠잘 때 너무 불편해요

Answer 임신부들에게 편한 자세는 천정을 보는 자세보다는 다리 사이에 베개를 끼우고 옆으로 누운 자세이며, 몸의 부기를 방지하기 위해 베개 위에 다리를 올려놓고 잠을 자는 것이 좋습니다. 또 잠들기 전에 따뜻한 우유를 한 잔 마시거나 잠들기 3~4시간 전에 가볍게 운동을 해 신체를 이완시키는 것도 숙면을 위한 좋은 방법입니다.

Question 튼살은 어떻게 예방해야 하나요?

Answer 한번 생긴 튼살은 없어지지 않기 때문에 미리 조심해야 합니다. 미지근한 물로 샤워를 하면서 튼살이 생기는 복부, 가슴, 허벅지, 엉덩이 등에 자극을 주어 탄력을 주고, 튼살 전용 크림과 오일을 이용해 충분히 마사지를 해 주어야 합니다.
하지만 가장 중요한 것은 갑자기 체중이 늘어나지 않도록 체중 조절에 보다 신경을 써야 합니다.

㊃~㊵주
완성기

출산일이 다가올수록 엄마는 긴장을 합니다.
하지만 이럴 때일수록 몸과 마음을 편안하게 해야 합니다.
조용히 명상을 하면서 마음을 평안하게 하고
출산 시 도움이 되는 호흡을 연습합니다.
몸의 이완을 도와주는 체조와
가벼운 걷기 운동은 출산에 많은 도움이 됩니다.
이제 곧 만나게 될 아기에게
매일 격려의 말을 해 주세요.

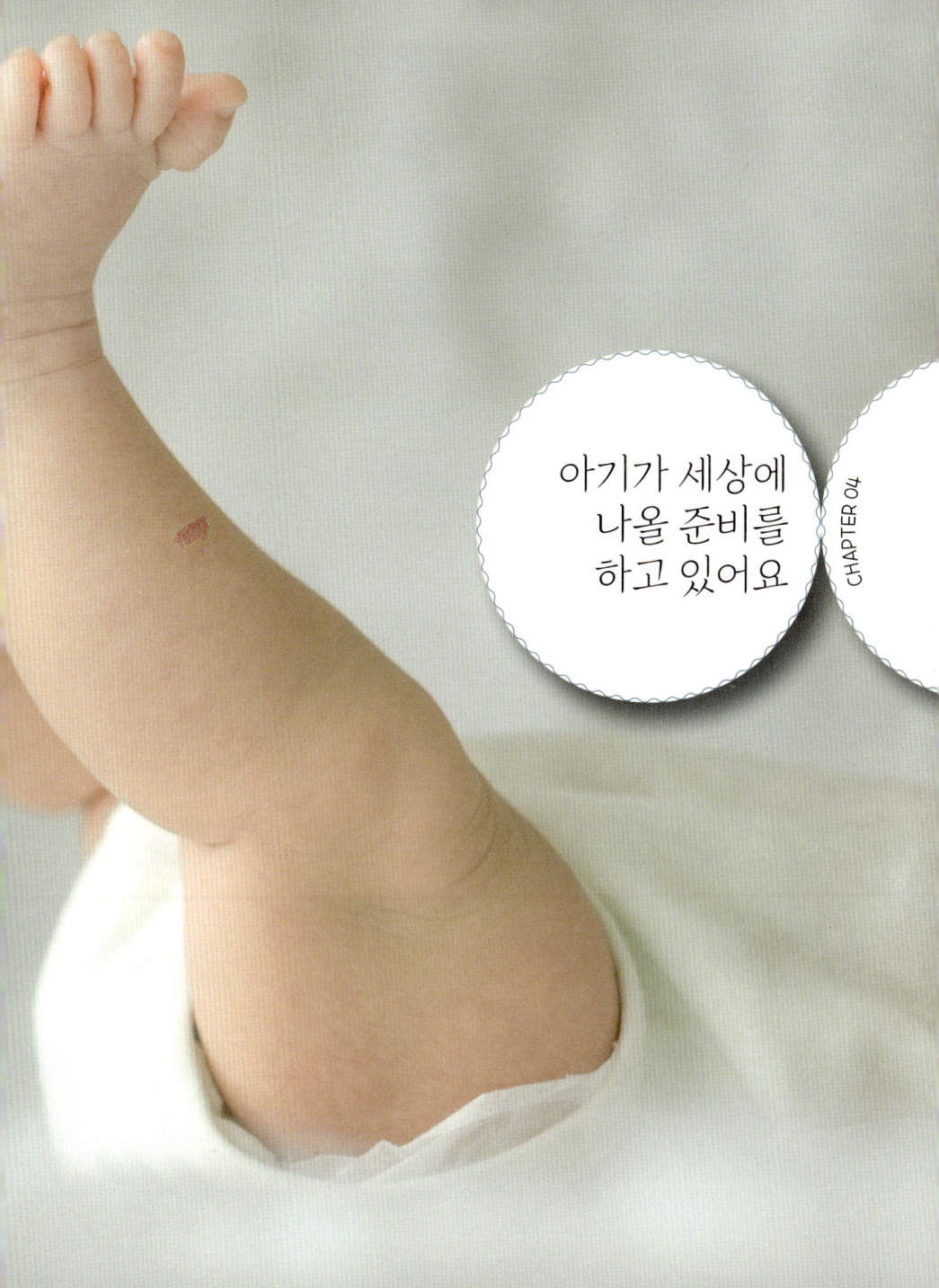

아기가 세상에
나올 준비를
하고 있어요

CHAPTER 04

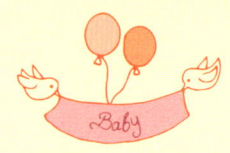

🌼 글자 카드를 읽어주세요.
태아는 배 속에서부터 말을 배웁니다.
엄마와 함께 단어를 읽으며
아기도 단어를 저장하게 됩니다.

🌼 리듬감 있는 음악을 들려주세요.
이 시기의 태아는 뇌의 구조가 복잡해지고
뇌세포 증식도 활발해집니다.
음악의 리듬은 뇌를 활성화하는 α파를 만들게 하여
뇌 자극에 효과적입니다.

🌼 생활 속의 숫자를 이야기해 주세요.
시계를 보고, 가계부를 적는 등
일상생활과 관련된 숫자를 아기에게 이야기해 주세요.
숫자와 친숙한 아기를 만나게 될 거예요.

·· IQ(지능)를 길러 주는 동화
장화 신은 고양이

어느 마을에 세 아들을 둔 방앗간 주인이 살고 있었어요.
첫째와 둘째는 게으르고 심술궂은 반면, 막내는 아버지를 돕는 착한 아들이었어요.
그러던 어느 날, 방앗간 주인이 세상을 떠났어요.
세 아들에게 남긴 건 낡은 방앗간과 당나귀, 고양이 한 마리가 전부였어요.
"방앗간과 당나귀는 당연히 첫째와 둘째인 우리 몫이야. 너는 저쪽에 있는 고양이를 갖도록 하렴."

그러고는 막내를 쫓아냈어요.
집에서 쫓겨난 막내는 고양이를 품에 안고 길을 걸었어요.
배에서 꼬르륵 소리가 나자, 막내는 마지막 하나 남은 빵을 꺼내 똑같이 반으로 잘라 고양이에게 주었어요.
"먹을 건 이게 마지막이란다. 앞으로 우리는 어떻게 살아야 할지……."
"걱정 마세요. 제게 주인님이 신고 계신 장화와 자루 하나만 빌려주시면, 지금까지 베풀어 주신 은혜를 모두 갚을게요."
막내가 장화를 건네주자 고양이는 장화를 신고 숲속으로 달려갔어요.
그러고는 자루의 입을 벌린 다음 그 옆에 죽은 체하고 누워 있었어요.
잠시 후 호기심 많은 토끼들이 자루 입구 주변을 기웃거렸어요.
그 순간 고양이가 잽싸게 자루의 입을 오므렸어요.
그런 다음 토끼가 담긴 자루를 들고 임금님이 계신 궁전으로 달려갔어요.
"저의 주인인 카라바 공작님이 임금님께 드리는 것이옵니다."
"오, 카라바 공작에게 고맙다고 전해 주게."
고양이는 하루도 빠짐없이 사냥을 해서 잡은 산짐승을 임금님께 바쳤어요.

그러던 어느 날, 고양이가 황급히 막내에게 달려왔어요.
"주인님, 어서 빨리 강물로 들어가세요. 지금부터 주인님은 카라바 공작님이세요."
막내는 고양이가 시키는 대로 강물 속으로 풍덩 뛰어들었어요.
그때 저 멀리 강가로 소풍을 나온 임금님과 공주님이 탄 마차가 보이기 시작했어요.
고양이는 큰 소리로 외쳤어요.
"살려 주세요, 살려 주세요! 카라바 공작님이 물에 빠졌어요!"
"카라바라면, 나에게 매일 산짐승을 바치는 씩씩한 카라바 공작 아닌가?"
임금님은 신하에게 빨리 카라바 공작을 구하라고 명령했어요.
"어느 못된 놈이 저희 공작님의 옷을 훔쳐 갔어요."
임금님은 막내에게 새 옷을 주었어요.
임금님이 주신 옷으로 갈아입은 막내는 늠름하고 멋진 모습이었어요.
공주님의 두 뺨이 발그레 달아올랐어요.
"임금님, 저희 카라바 공작님이 감사의 의미로 저녁 식사에 초대하셨습니다."
고양이의 말에 막내는 크게 당황했어요.

"걱정 말고 임금님을 모시고 산너머 마을로 오세요."
그러고는 고양이는 잽싸게 산너머 마을로 달려갔어요.
산너머 마을에는 무시무시한 마법으로 농부들을 괴롭히는 마왕이 살고 있었어요.
고양이는 밭에서 힘겹게 일을 하는 농부들에게 말을 걸었어요.
"저에게 마왕을 없앨 수 있는 좋은 생각이 있어요."
"우리는 마왕만 사라져 준다면 뭐든지 할 수 있단다."
"임금님이 마차를 타고 이곳을 지나가실 때, 이 땅이 누구 땅이냐고 물어보면 카라바 공작님의 땅이라고 이야기해 주세요."
잠시 뒤 임금님과 막내가 탄 마차가 이곳에 도착했어요.
황금색으로 펼쳐진 밀밭을 바라보던 임금님이 농부들에게 물었어요.
"이 멋진 밀밭의 주인은 누구인고?"
"카라바 공작님이십니다."
임금님과 막내가 밀밭을 지나던 그때, 고양이는 이미 마왕의 성에 도착했어요.
마왕은 덩치가 크고 인상이 사나웠어요.
"마왕님은 세계 최고의 마법사라면서요? 혹시 동물의 왕 사자로 변신할 수 있으신가요?"

세계 최고라는 말에 마왕의 어깨가 으쓱했어요.

그리고 펑 하는 소리와 함께 사자로 변신했어요.

사자가 거칠게 으르렁거리자, 고양이는 벌벌 떨며 무서운 척했어요.

"역시 마왕님은 세계 최고세요. 하지만 생쥐같이 작은 동물은 마왕님이라고 해도 어렵겠죠?"

"무슨 소리! 내가 세계 최고의 마법사라는 걸 잊은 거냐?"

마왕은 몹시 화를 내며 작은 생쥐로 변했어요.

그 순간 고양이는 생쥐로 변한 마왕을 낼름 삼켜버렸어요.

고양이는 성문을 활짝 열고 임금님과 공주님을 맞이했어요.

"씩씩하고 잘생긴 데다, 이 아름다운 성의 주인이라니, 정말 멋진 젊은이군."

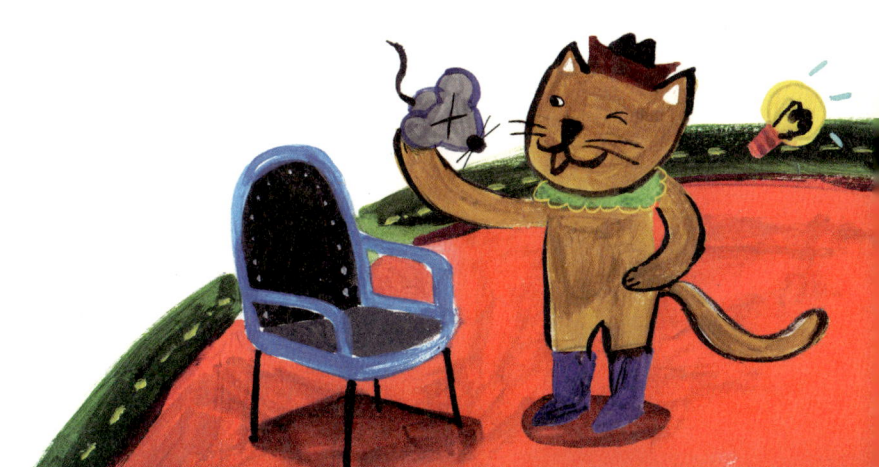

임금님은 입에 침이 마르도록 막내, 아니 카라바 공작을 칭찬했어요.
하나밖에 없는 공주님의 남편감으로 점찍은 거예요.
"정말 잘 어울리는 한 쌍이에요."
"카라바 공작님 만세, 공주님 만세!"
많은 농부들이 두 사람의 결혼을 축하해 주었어요.
막내는 장화 신은 고양이를 품에 안았어요.
"모든 게 네 덕분이야. 정말 고맙다, 고양이야."
"저는 그저 주인님께 은혜를 갚고 싶었을 뿐이에요, 야옹."
장화 신은 고양이는 막내의 품 안에서 행복한 미소를 지었어요.

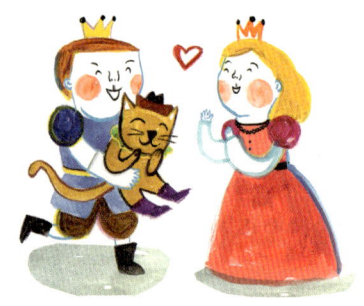

아가야,
엄마야

(엄마 목소리로 들려주세요)

고양이가 장화를 신으면 어떤 모습일까?
엄마랑 함께 상상해 볼래?
장화 신은 고양이의 지혜로
착한 막내아들은 아름다운 성의 주인이 되고
공주님과 결혼까지 하게 되었어.
작은 고양이라고 하찮게 여기거나 무시하지 않고
고양이의 이야기에 귀를 기울이고
고양이를 믿어준 덕분이었어.
장화 신은 고양이의 지혜와 재치가 대단하지?
엄마는 우리 아가가 다른 사람의 이야기에
귀를 기울일 줄 아는 쫑긋한 귀와
번뜩이는 지혜를 가졌으면 좋겠구나.

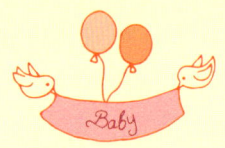

🌼
좋은 냄새를 맡아보세요.
엄마가 좋은 향기를 맡고 기분이 좋아지면
뇌에서 건강 호르몬이 생성됩니다.
그 호르몬은 태반을 통해 아기의 뇌에까지 전달된답니다.

🌼
임신 후기에는 은은한 조명을!
임신 후기가 되면 복벽이 얇아져
밝은 빛을 비추면 아기가 빛에 반응하여
심장 박동 수가 증가하게 됩니다.
조명은 항상 은은하게 유지하는 게 좋아요.

🌼
복식 호흡을 해 주세요.
편하게 앉아 복식 호흡을 하면
태아에게 산소가 충분히 전달되어
뇌가 발달하고 정서적인 안정에 큰 도움을 줍니다.

EQ(정서)를 길러 주는 동화
행복한 왕자

넓고 아름다운 광장을 가진 마을이 있었어요.

광장 한가운데에는 순금을 입혀 만든 동상이 있었지요.

두 눈은 사파이어로 번쩍이고, 칼자루에는 커다란 루비가 박혀 있었어요.

사람들은 이 동상을 행복한 왕자라고 불렀어요.

"정말 아름답고 잘생긴 왕자님이야."

"왕자님은 이 세상에서 제일 행복한 분일 거야."

광장을 지나가는 사람들은 행복한 왕자를 부러워했어요.

어느 늦은 가을, 제비 한 마리가 광장을 맴돌며 쉴 곳을 찾고 있었어요.

"왕자님, 제가 날개를 다쳐 아직 따뜻한 나라로 떠나지 못했어요. 오늘 하루만 왕자님의 발밑에서 재워주시면 안 될까요?"

"이런, 가엾어라. 나는 상관없으니 편안하게 쉬어라."

제비는 행복한 왕자의 발밑에 고단한 몸을 뉘였어요.

새벽녘, 제비의 등에 커다란 물방울이 뚝뚝 떨어지기 시작했어요.

하늘을 올려다보던 제비는 깜짝 놀랐어요.

물방울은 행복한 왕자의 눈에서 떨어지는 눈물이었어요.

"왕자님, 왜 그렇게 슬피 우세요?"

"높은 곳에 있다 보니, 나는 세상이 아주 잘 보인단다. 강 건너 가난한 집에 아픈 아이가 있어. 하지만 너무 가난해서 약을 살 돈이 없어 어머니가 하염없이 울고만 있단다."

제비의 눈에도 눈물이 글썽이기 시작했어요.

"제비야, 네게 부탁이 있단다. 내 칼자루에 박힌 루비를 떼어 저 아이의 집에 가져다주지 않겠니?"

제비는 부리로 루비를 쪼아 강 건너 가

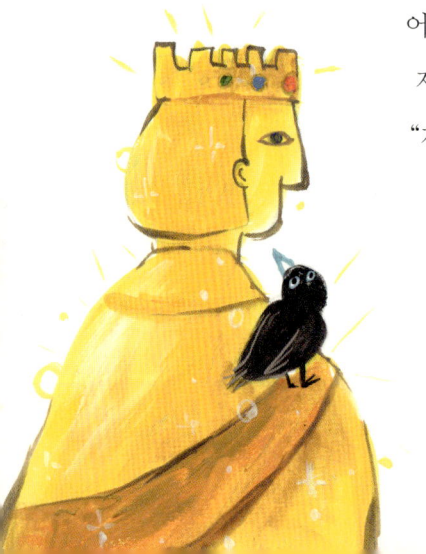

난한 집으로 날아갔어요.

다음날 아침, 루비를 발견한 아이 엄마는 기쁨의 눈물을 흘렸어요.

"왕자님과의 약속을 지켰으니, 저는 이제 따뜻한 나라로 떠나야겠어요."

"제비야, 하루만 더 나와 지내면 안 되겠니? 저 멀리 단칸방에 불쌍한 젊은이가 살고 있단다. 며칠째 먹지도 못한 채 추위에 벌벌 떨면서 글을 쓰고 있어. 저 젊은이에게 내 왼쪽 사파이어 눈을 가져다주겠니?"

"제가 어떻게 왕자님의 눈을 떼어내요!"

"나는 괜찮아. 그러니 제발 부탁이야."

할 수 없이 제비는 행복한 왕자의 왼쪽 사파이어 눈을 떼어 젊은이의 단칸방으로 날아갔어요.

그날 저녁, 젊은이의 단칸방에서 따뜻한 난롯불을 발견한 행복한 왕자는 흐뭇한 미소를 지었어요.

"모든 게 네 덕분이야. 정말 고맙다, 제비야."

하지만 제비는 다음날에도 떠나지 못했어요.

"거리 모퉁이에 성냥팔이 소녀가

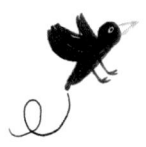

울고 있어. 저 아이가 돈을 벌지 못하면 동생들이 굶어야 해. 나의 오른쪽 사파이어 눈을 저 소녀에게 가져다주겠니?"

"말도 안 돼요. 그럼 왕자님은 앞을 볼 수 없잖아요."

"나는 정말 괜찮단다."

제비는 눈물을 흘리며 행복한 왕자의 남은 한쪽 사파이어 눈을 떼어 냈어요.

그리고 거리 모퉁이로 날아가 성냥팔이 소녀의 성냥 바구니에 사파이어를 넣어 주었어요.

두 눈을 잃은 행복한 왕자의 모습에 제비는 마음이 아팠어요.

"제비야, 그동안 정말 고마웠어. 이제 따뜻한 나라로 떠나거라."

"아니에요. 이제는 제가 왕자님의 눈이 되어 드릴게요."

제비는 행복한 왕자의 곁에 머물기로 결심했어요.

낮에는 이곳저곳을 날아다니면서 세상 구경을 하고, 밤이 되면 행복한 왕자에게 자신이 본 것들을 이야기해 주었어요.

"왕자님, 어린아이들이 굶주린 채 부잣집 쓰레기통을 뒤지고 있어요."

"제비야, 불쌍한 아이들에게 내 몸의 황금 조각을 나눠 주렴."

제비는 행복한 왕자의 몸에서 황금 조각을 떼어 불쌍한 사람들에게 나눠 주었어요.

사람들의 얼굴에 행복한 미소가 피어날수록 행복한 왕자의 번쩍이는 금빛 몸은 초라한 잿빛으로 변해 갔어요.

어느덧 차가운 눈이 내리기 시작했어요.

행복한 왕자의 발밑에 누워 있던 제비가 힘없는 목소리로 말했어요.

"왕자님, 저는 이제 따뜻한 나라보다 더 먼 나라로 떠나야 할 것 같아요."

다음날 아침, 광장을 지나는 사람들은 행복한 왕자의 동상을 바라보면서 화를 냈어요.

"재수 없게, 제비가 얼어죽었네."

"행복한 왕자의 동상도 이제는 정말 보기 흉해졌어."

사람들은 행복한 왕자를 뜨거운 불길 속으로 던졌어요.

하지만 행복한 왕자의 심장만은 불에 타지 않았어요.

행복한 왕자의 심장은 죽은 제비와

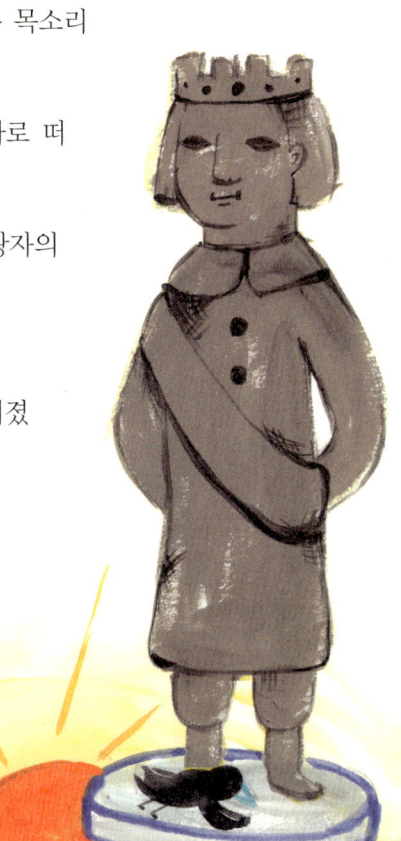

함께 쓰레기장에 버려졌어요.

그날 밤, 별이 총총한 하늘에서 천사가 내려왔어요.

하느님이 세상에서 가장 귀한 두 가지를 찾아오라고 하셨거든요.

천사는 쓰레기장에서 행복한 왕자의 심장과 죽은 제비를 발견했어요.

"하느님께서는 바로 이것을 찾아오라고 하신 게 분명해."

천사는 행복한 왕자의 심장과 죽은 제비를 안고 하늘로 올라갔어요.

하느님은 흡족한 미소를 지으며 천사를 칭찬해 주셨어요.

그리고 행복한 왕자와 제비의 영혼이 천국에서 행복하게 지낼 수 있도록 해 주었대요.

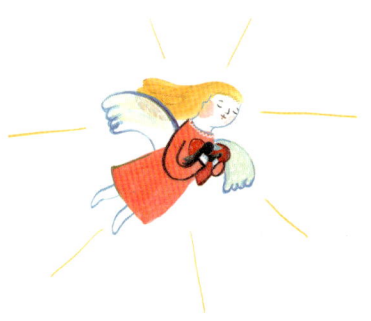

아가야, 엄마야

(엄마 목소리로 들려주세요)

사람들은 행복한 왕자의 동상이
순금으로 장식되어 있고
사파이어 눈동자를 반짝일 때가
가장 행복할 것이라고 생각했어.
하지만 아가야, 행복한 왕자는
그 순간이 가장 행복했을까?
행복한 왕자가 진정한 행복을 느낀 순간은,
제비가 왕자의 온몸을 감싸고 있는
순금과 사파이어를 떼어서
어려운 사람들을 도와줬을 때였어.
비록 아름다운 겉모습은 잃었지만
행복한 왕자는 수많은 사람들에게
세상을 살아갈 수 있는 용기와 희망을 주었어.
진정한 행복이란 자신이 가진 것을
아낌없이 나누는 것임을
우리 아가도 함께 느꼈으면 좋겠구나.

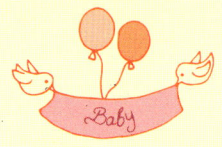

🌼 태담을 나눌 때, 배 위에 손끝을 대고
가볍게 손가락 걸음을 걸어 보세요.
아기의 청각과 촉각이 발달하면서
손가락 템포에 따라 아기의 반응이 달라집니다.

🌼 명화를 보며 이야기해 보세요.
훌륭한 그림을 눈으로만 감상하지 말고,
아기와 이야기를 나누어 보세요.
시각과 청각적인 자극이 아기의 두뇌 발달을 도와줍니다.

🌼 시끄러운 소음은 피하는 게 상책!
청력은 뇌를 활성화하는 에너지원이기도 합니다.
하지만 소음으로 인한 스트레스는
오히려 아기의 두뇌 발달을 저해할 수도 있어요.

MQ(도덕성)를 길러 주는 동화
소금을 지고 가는 당나귀

하루도 빠짐없이 당나귀 등에 소금을 잔뜩 싣고, 이 마을 저 마을로 소금을 팔러 다니는 부지런한 소금 장수가 있었어요.
"무겁지? 조금만 참아라, 이 소금을 다 팔면 가벼워질 게야."
하지만 소금은 조금도 가벼워지지 않았어요.
소금을 다 팔면 또다시 새로운 소금을 잔뜩 사 왔기 때문이었어요.
"오늘은 개울 건너의 마을로 소금을 팔러 가볼까?"
소금 장수는 아침 일찍 당나귀를 끌고 집을 나섰어요.
지난밤에 내린 비로, 물이 불어난 개울은 어느 때보다 물살이 험했어요.

소금 장수는 앞장서서 조심조심 개울을 건너기 시작했어요.
"어이쿠, 물살이 엄청나게 세구나. 당나귀야, 조심하거라."
"네, 주인님. 걱정하지 마세요."
당나귀도 소금 장수의 뒤를 따라 조심스럽게 개울을 건너기 시작했어요.
반쯤 건넜을까, 당나귀는 그만 다리를 삐끗하고 말았어요.
물속으로 미끄러진 당나귀는 한참을 허우적거리다 일어났어요.
"죄송해요, 주인님."
"당나귀 네가 다치지 않았으니 천만다행이구나."
소금 장수는 넘어진 당나귀를 토닥였어요.
개울 밖으로 나온 당나귀는 순간 몸이 조금 전과 달라진 걸 느꼈어요.
등이 전혀 아프지 않고, 발걸음도 무척 가벼웠어요.
등에 지고 있던 소금이 물에 다 녹아버렸기 때문이지요.
'소금이 없으니, 몸이 이렇게 가벼울 수가.'
당나귀는 콧노래를 불렀어요.
소금을 몽땅 잃은 소금 장수는 크게 상심했어요.
그래서 다음 장날에는 더 많은 소금을 사게 되었어요.
'오늘따라 소금이 유난히 무거운걸.'

힘겹게 소금을 지고 걷던 당나귀는 개울 앞에 당도하자 뛸 듯이 기뻤어요.
"당나귀야, 지난번처럼 미끄러지지 말고, 조심해야 한다."
소금 장수는 당나귀가 또 넘어질까 봐 걱정이 됐어요.
그래서 이번에는 당나귀의 뒤를 따라 조심조심 개울을 건넜어요.
'그래, 바로 여기쯤이었던 것 같아.'
당나귀는 실수인 척 물속으로 풍덩 뛰어들었어요.

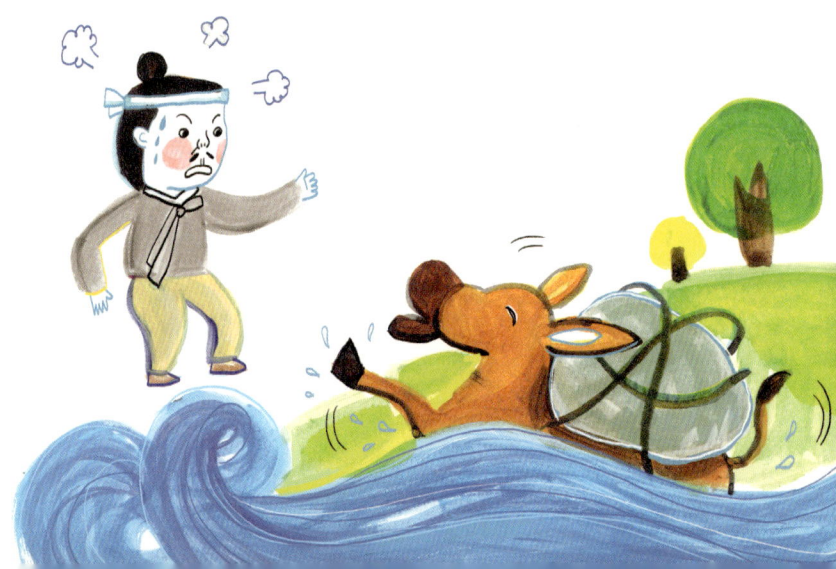

놀란 소금 장수가 황급히 당나귀를 부축해 개울 밖으로 나왔지만 소금은 이미 다 녹아버린 뒤였어요.
'역시 난 머리가 좋다니까. 몸이 구름처럼 가볍구나.'
당나귀는 가벼운 발걸음으로 집을 향해 걸어갔어요.
하지만 소금 장수는 잔뜩 화가 났어요.
개울에서 일부러 넘어지는 당나귀의 잔꾀를 눈치챘기 때문이죠.
그날 밤, 소금 장수는 아내에게 하소연을 했어요.
"당나귀 녀석이 꾀를 부려서 큰일이오."
"당나귀의 버릇을 고칠 방법을 생각해 봐야겠어요."
소금 장수의 아내는 곰곰이 생각에 잠겼어요.
그리고 잠시 후 무릎을 치며 말했어요.
"여보, 좋은 생각이 있어요."
다음 장날이 되었어요.
소금 장수는 아내의 말대로 당나귀의 등에 소금 대신 솜을 잔뜩 실었어요.
'이상하다. 오늘따라 소금이 유난히 가벼운걸.'
당나귀는 어서 빨리 개울이 나오기만을 바랐어요.
이제는 꾀가 잔뜩 나서 가벼운 짐도 등에 지기 싫었던 거예요.

드디어, 개울 앞에 당도했어요.

"당나귀야, 오늘은 특별히 더 조심하는 게 좋을 거야."

"물론이죠, 저만 믿으세요."

하지만 말뿐이었어요.

개울을 반도 건너기 전에, 당나귀는 언제나처럼 물속으로 뛰어들었어요.

넘어지는 당나귀를 보며 소금 장수는 고소하다는 듯 크게 웃었어요.

'자, 오늘도 가볍게 걸어가 볼까?'

그런데 이게 웬일일까요.

등에 지고 있는 짐이 무거워 도저히 일어날 수가 없는 거예요.

당나귀는 땀을 뻘뻘 흘리며 간신히 개울 밖으로 나왔어요.

"이런, 솜이 물을 흠뻑 먹어서 아주 무거워졌구나."

"소금이 아니라 솜이라고요?"

"네 녀석이 하도 개울에서 넘어지는 통에, 소금 장사는 더 이상 못할 것 같더구나. 그래서 오늘은 소금 대신 솜을 실었지."

그날따라 집으로 가는 길은 너무나 멀었어요.

당나귀는 물에 흠뻑 젖은 솜을 지고 쓰러질 듯 힘겹게 걸어갔어요.

"앞으로도 계속 개울에서 넘어질 테냐?"

"아니에요, 주인님. 제가 잘못했어요."
당나귀는 깊이 반성했어요.
그리고 더 이상 꾀를 부리지 않겠다고 소금 장수와 약속했대요.

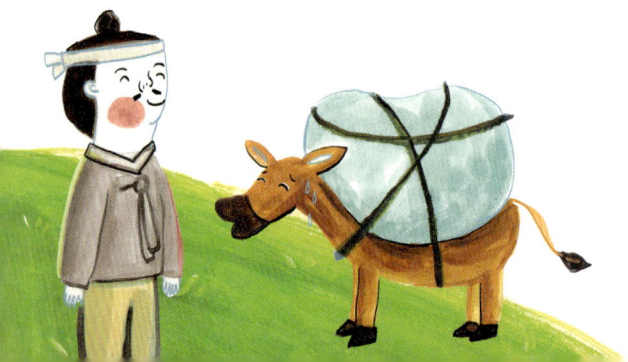

아가야, 엄마야

(엄마 목소리로 들려주세요)

이런 걸 보고 옛날 어른들은
제 꾀에 제가 넘어간다고 말씀하셨어.
매일 무거운 소금을 잔뜩 지고 다니는
당나귀가 힘들 것 같구나.
하지만 아가야, 잘 생각해 봐.
사람에게는 누구나
자기가 책임지고 해야 할 일이 있어.
귀찮다고, 하기 싫다고 꾀를 부린다면
다른 사람이 그 일을 대신해야 하겠지?
우리 아가는 당나귀처럼 어리석은 꾀를 부리는 대신
성실하게 자기의 역할에 최선을 다하는
사람으로 자라 주렴.

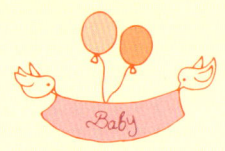

아빠와 친해질 수 있도록 도와주세요.
아빠는 엄마보다 아기와 친해지기 힘들어요.
아기의 청각이 가장 예민한 오후 8시~11시 사이에
아빠와 함께 태담을 하면 아기와 조금 더 빨리 친해질 수 있어요.

아기들은 칭찬을 좋아해요.
아기의 반응이 점점 확실하게 나타나는 시기이므로
아기에게 칭찬과 함께 배를 자주 쓰다듬어 주세요.

아기에게 오늘의 일과를 이야기해 주세요.
잠들기 전, 오늘 하루 종일 있었던 일을
아기에게 속삭여 주세요.
기분 좋은 이야기를 함으로써 아기와 함께 행복감을 느낄 수 있어요.

·· SQ(사회성)를 길러 주는 동화
빨강머리 앤

빨강머리 주근깨 소녀 앤은 캐나다의 시골 마을 애본리의 초록 지붕 집에서 남매지간인 매튜 아저씨와 마릴라 아주머니와 함께 살고 있어요.
앤은 애본리에 오기 전 고아원에서 살았어요.
"우리는 농사일을 도와 줄 사내아이가 한 명 있었으면 좋겠어요."
마릴라는 이웃에 사는 스펜서 부인에게 부탁했어요.
하지만 초록 지붕 집을 찾아온 아이는 사내아이가 아니라 바로 빨강머리 소녀 앤이었어요.

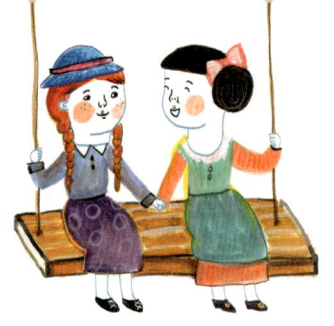

마릴라는 앤을 보고 크게 당황했어요.

"스펜서 부인, 이 아이는 농사일을 도와줄 수 없잖아요."

그때 옆에 있던 마음씨 고약한 부르네트 부인이 나섰어요.

"잘됐네요. 우리 집에 부엌일을 도와줄 아이가 필요했는데. 앤이라고 했니? 게으름 피우면 혼날 줄 알아라."

부르네트 부인의 으름장에 앤은 벌벌 떨었어요.

마릴라는 앤이 가엾게 느껴졌어요.

"어쩔 수 없지요. 이 아이는 우리가 키우겠어요."

앤은 명랑하고 재잘대기를 좋아하는 소녀였어요.

처음에 마릴라는 앤의 수다가 마음에 들지 않았어요.

하지만 시간이 흐르면서 순수하고 솔직한 앤과 친해졌어요.

어느 날 앤은 마릴라와 함께 이웃에 사는 베리 부인의 집에 갔어요.

"우리 딸 다이애나와 동갑이구나. 친하게 지내렴."

다이애나는 검은색 머리카락을 가진 차분한 소녀였어요.

서로에게 반한 두 소녀는 금세 단짝 친구가 되었어요.

새 학기가 시작되자, 앤과 다이애나는 같은 학교에 가게 되었어요.

"못생긴 빨강머리야, 머리카락이 꼭 홍당무 같구나."

길버트는 앤의 빨강머리를 놀려댔어요.

참다 못한 앤은 흑판으로 길버트의 머리를 세게 때렸어요.

"빨강머리라고 놀려서 미안해. 용서해 주지 않겠니?"

길버트는 잘못을 뉘우치고 용서를 빌었어요.

"이미 늦었어, 길버트. 다시는 너와 말도 하지 않을 거야."

앤은 차갑게 돌아섰어요.

며칠 뒤, 앤에게 슬픈 사건이 일어났어요.

앤은 초록 지붕 집에 놀러 온 다이애나에게 딸기 주스를 대접했어요.

그런데 주스를 마신 다이애나가 쓰러지고 말았어요.

놀란 앤은 마릴라에게 달려갔어요.

"큰일났어요. 다이애나가 딸기 주스를 마시고 쓰러졌어요."

"맙소사, 앤. 이건 딸기 주스가 아니라 포도주잖니."

다이애나는 포도주를 마시고 취한 거였어요.

무척 화가 난 베리 부인은 다이애나에게 다시는 앤과 놀지 못하게 했어요.

단짝 친구를 잃은 앤은 쓸쓸한 하루하루를 보내야 했어요.

그러던 어느 날 밤, 급한 숨을 몰아쉬며 다이애나가 달려왔어요.

"앤, 내 동생 미니가 많이 아파. 나 혼자서는 어떻게 해야 할지 모르겠어. 너무 무서워, 앤."

"걱정 마. 내가 전에 돌보던 쌍둥이도 밤에 심하게 아팠던 적이 있었어."

앤은 예전의 경험을 되살려, 밤새 미니를 간호했어요.

새벽녘이 되자 미니의 열이 내리기 시작했어요.

뒤늦게 도착한 의사 선생님이 앤을 칭찬해 주었어요.

"앤이 아니었다면, 미니는 위험했을지도 몰라. 정말 잘했다, 앤."

베리 부인은 앤에게 고맙다는 인사를 했어요.

물론 다이애나와도 예전처럼 친하게 지낼 수 있었지요.

"앤, 우리 호수에 놀러 가지 않을래?"

나룻배 위에 누워서 보는 하늘은 정말 맑았어요.

얼마 동안 호수 위를 둥실둥실 떠다니던 앤은, 깜짝 놀라 몸을 일으켰어요.

배 밑바닥에서 물이 새 배가 가라앉고 있었어요.

앤은 온 힘을 다해 호수의 다리 기둥에 매달렸어요.

"조금만 참아, 앤. 마을에 가서 어른들을 불러 올게."

다이애나와 친구들은 서둘러 마을로 달려갔어요.

앤은 점점 기운이 빠져 더이상 버티기 힘들었어요.

그때, 배 한 척이 앤을 향해 다가오고 있었어요.

노를 젓는 사람은 길버트였어요.

길버트는 기둥에 매달려 있는 앤을 자신의 배에 태웠어요.

앤은 고맙다는 말을 하고 싶었지만 예전의 일이 생각나 고개를 돌렸어요.

먼저 말을 꺼낸 사람은 길버트였어요.

"예전에 너를 홍당무라고 놀렸던 일, 용서해 줄래? 정말 미안해."

왠지 모를 쑥스러움에 앤은 아무런 말도 하지 못했어요.

그리고 세월이 흘렀어요.

앤은 열심히 공부해서 큰 도시에 있는 퀸 학교에 진학했어요.

매튜와 마릴라는 앤을 무척 자랑스러워했지요.

두 사람은 앤을 대학에 보내기로 결정했어요.

그런데 어느 날, 매튜가 심장병으로 세상을 떠나고 말았어요.

그 충격으로 마릴라는 두 눈이 보이지 않게 되었어요.

"대학에 가지 않겠어요. 아주머니와 함께 살겠어요."

"앤, 작은 애본리 마을에는 너같은 젊은 청년이 할 일이 없단다."

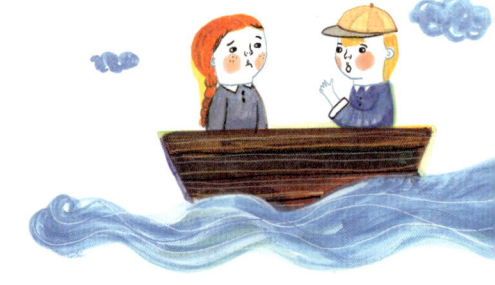

"애본리 학교의 선생님이 되기로 했어요."

사실, 애본리 학교 선생님은 길버트로 정해져 있었어요.

하지만 앤의 사정을 알게 된 길버트가 앤을 위해 양보했어요.

앤은 고맙다는 인사를 하고 싶었지만, 먼저 길버트를 찾아갈 용기가 나지 않았어요.

어느 날 저녁, 앤은 매튜 아저씨의 무덤에서 돌아오는 길에 길버트를 만났어요.

"길버트, 나는 이미 오래 전에 너를 용서했어. 다만 용기가 없어서 말을 못했을 뿐이야."

"고마워, 앤. 우리 화해의 기념으로 악수 할래?"

두 사람은 서로의 손을 꼭 잡았어요.

길버트는 앤을 집까지 바래다 주었어요.

나란히 걸으면서 두 사람은 많은 이야기를 나누었고, 좋은 친구가 되기로 약속했어요.

집으로 돌아와 책상 앞에 앉은 앤은 천천히 시를 읊었어요.

"신은 하늘에만 계시고, 세상은 평화롭도다."

아가야,
엄마야 ✦ · · · · · · ✦ · · · · · · ✦ · · · · · · ✦ · · · · · · ✦ · · · · · · ✦ · · · · · · ✦

(엄마 목소리로 들려주세요)

아가야, 엄마랑 같이 눈을 감고
앤의 얼굴을 상상해 보자.
주근깨 가득한 얼굴에, 빨강머리라니!
하지만 아가야,
앤은 환한 얼굴로 언제나 생글생글 웃고 있단다.
아무리 어렵고 힘든 일이 있어도
밝고 씩씩한 앤은
꼭 안아 주고 싶을 만큼 사랑스러워.
우리 아가의 얼굴에도
늘 밝고 환한 미소가 가득하면 좋겠어.
분명 너의 웃음은 우리 모두를
행복하게 만들 거야.

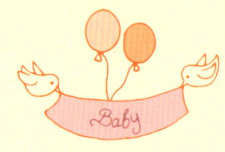

아기는 하루에 16시간 잠을 자요.
자는 아기를 깨우면 오히려 해로워요.
태교는 하루에 15분 정도가 적당하며
45분을 넘기지 않는 것이 좋습니다.

악기 연주에 도전해 보세요.
악보를 보며 즐겁게 연주하는 것은
두뇌와 신체가 함께 움직이는 활동입니다.
아기의 청각을 자극해 주면 두뇌 발달에 효과적입니다.

임신 후기에는 협주곡을 들어보세요.
청각 기능이 완성된 임신 후기에는
다양한 소리로 자극을 주는 것이 좋아요.
단조로운 리듬의 피아노 소나타보다는
다양한 소리가 섞인 협주곡이 효과적입니다.

∵ CQ(창의성)를 길러 주는 위인 이야기
가브리엘 샤넬

제1차 세계대전 무렵 전쟁터로 떠난 남성들을 대신해 여성들이 텅 빈 도시를 지키고 있었어요.
도시의 여성들은 무척 바빴어요.
남성들이 하던 일까지 도맡아야 했거든요.
"이런. 바쁜데 또 드레스 자락을 밟았어."
"코르셋 때문에 숨을 쉴 수 없어. 답답하고 어지러워."
당시 상류 사회의 여성들은 몸을 옥죄는 코르셋을 입고, 풍성하고 화려한 드레스를 입는 게 일반적이었어요.

하지만 샤넬은 여성들이 옷에서 자유로워야 한다고 생각했어요.
그래서 그녀는 과감히 코르셋을 벗어던지고 긴 치마대신 무릎까지 오는 치마를 입었어요.
때때로 바지를 입기도 했어요.
샤넬의 과감한 도전이 오늘날 세계적인 명품 브랜드를 만들었지요.
샤넬의 어린 시절은 슬픔 투성이었어요.
"아빠, 가지 마세요! 아빠까지 저를 떠나면 어떡해요."
엄마가 병으로 세상을 떠나자 아빠마저 훌쩍 미국으로 떠나고 말았어요.
여섯 살의 샤넬은 삯바느질로 근근이 생활하는 가난한 이모집에서 살게 되었어요.
"샤넬, 또 바늘을 떨어뜨린 거니?"
"바느질은 아무리 해도 어려워요. 전 소질이 없나 봐요."
샤넬은 학교 문턱도 밟아보지 못한 채 이모의 바느질을 도왔어요.
"샤넬, 정말 미안하구나. 너도 학교에 가고 싶을 텐데."
"아니에요, 이모. 이젠 바느질이 즐거워요."
열두 살이 되던 해 샤넬은 이모 곁을 떠나 수녀원에 가게 됐어요.
"샤넬, 옷차림이 그게 뭐니? 당장 갈아입도록 해."

"수녀님들은 너무 엄격하고 답답하세요."
수녀원의 엄격한 규율은 샤넬에게는 견디기 힘든 고통이었어요.
성인이 된 샤넬이 가장 먼저 한 일은 수녀원에서 도망치는 것이었어요.
작은 시골 도시 물랭의 한 카페에서 노래를 하던 샤넬은 그곳에서 상류 사회의 친구를 만났어요.
"샤넬, 너는 옷을 참 멋지게 입는구나. 내 친구들도 분명 너를 좋아할 거야."
"고마워. 새로운 친구들에게 줄 모자를 만들어야겠어."
샤넬은 더 이상 바느질이 서툰 어린 소녀가 아니었어요.
파티에 참가하는 여인들은 모두 화려하고 아름다운 모자를 썼어요.
샤넬은 그들에게 검은 천에 하얀 리본을 두른 단아하고 우아한 모자를 선물했어요.

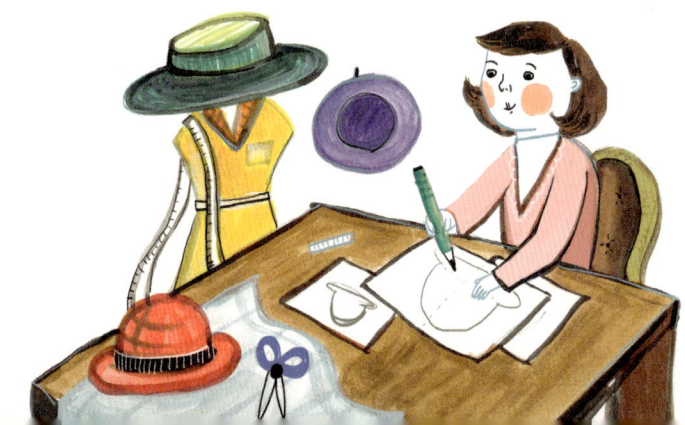

샤넬이 만든 모자를 쓰면 매우 기품 있고 아름답게 보였어요.
소문이 퍼지면서 상류 사회의 여인들뿐 아니라 유명 여배우들까지 샤넬에게 모자를 만들어 달라고 부탁했어요.
샤넬은 자신만의 모자 가게를 열기로 결심했어요.
"참 이상해요. 여성들은 왜 숨도 못 쉬게 코르셋으로 온 몸을 졸라매고, 치렁치렁한 치마를 입고 불편하게 다닐까요?"
샤넬은 무릎에 닿는 치마와 여자들도 편하게 입을 수 있는 바지를 만들었어요.
당시의 여성들에게 짧은 치마를 입는 것은 상상할 수 없는 일이었어요.
다리를 드러낸 치마를 입은 건, 샤넬이 최초였어요.
"샤넬, 당신의 옷은 정말 괴상하군요."
처음에 여성들은 샤넬의 옷을 거들떠보지도 않았어요.
하지만 여성들이 사회에서 일을 하는 경우가 많아지면서, 점차 샤넬의 옷에 관심을 갖기 시작했어요.
샤넬이 만든 옷은 날개돋인 듯 팔렸어요.
이제 샤넬은 패션의 중심지 파리에서 유명한 디자이너가 되었어요.
"여성들의 옷에도 주머니를 달아야겠어요."
"샤넬, 제정신이에요?"

샤넬은 남성들만 입던 재킷도 여성용으로 특별히 제작했어요.
샤넬의 옷은 편안하고 멋스러워서 점점 인기가 높아졌어요.
파리에서 멋쟁이로 소문난 여성들은 모두 샤넬의 옷을 입고 싶어했어요.
"나의 옷은 미래의 여성들을 위한 것이에요. 나는 언제나 미래의 한 부분이고 싶어요."
당시에는 끈이 달리지 않은 작고 우아한 손가방을 들고 다녔어요.
그래서 양손이 자유롭지 못한 경우가 많았지요.
하지만 샤넬은 미래의 여성들은 양손이 자유로워야 한다고 생각했어요.
"가방에 끈을 달아서 어깨에 메면 어떨까?"
샤넬이 만든 가방은 세계의 패션을 강타했어요.
그리고 지금까지도 여성들이 가장 갖고 싶어하는 명품 가방으로 인기를 끌고 있어요.
샤넬은 마흔이 되던 해, 패션 잡지에서 선정하는 세계 최고의 디자이너로 선정되었어요.
"놀라워요, 샤넬. 당신이 만지기만 하면 무엇이든 황금이 되는군요."
"천만에요. 그건 내가 끊임없이 노력하고 열심히 일하기 때문이에요."

샤넬은 결혼도 하지 않고 오직 일만 했어요.
죽기 전날에도 그녀는 옷을 만들고 있었대요.
40여 년이 흐른 현재까지도, 전 세계의 멋쟁이 여성들은 샤넬의 옷을 입고, 샤넬이 만든 가방을 들고 다니고 있어요.
미래의 한 부분이고 싶다고 했던 샤넬의 간절한 소망이 이루어진 것이지요.

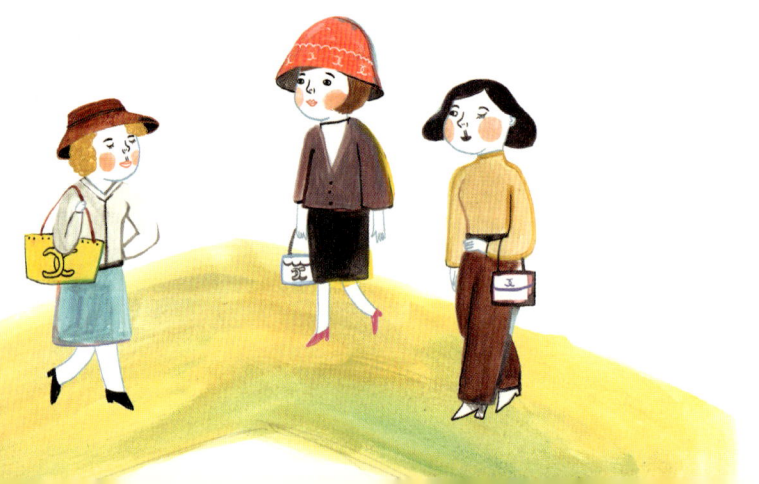

아가야, 엄마야

(엄마 목소리로 들려주세요)

우리 아가는 상상하기 힘들겠지만,
여성들은 조금이라도 날씬해 보이기 위해
코르셋이라는 답답한 속옷을 입기도 한단다.
지금은 이해할 수 없지만
옛날에는 다리가 보이는 짧은 치마는
꿈도 꾸지 못했대.
그것을 당연하게 여긴 여성들은
불편해도 꾹 참았지.
하지만 샤넬은 오히려 그런 생각을 이해하지 못했어.
샤넬은 생각을 바꾸면 옷도 바꿀 수 있다는 믿음이 있었거든.
덕분에 엄마를 비롯한 많은 여성들이
자유롭고 편안한 옷을 입을 수 있게 된 거야.
우리 아가도 남들과 조금만 다르게 생각한다면
세상을 바꿀 수 있는 힘을 갖게 될 거야.

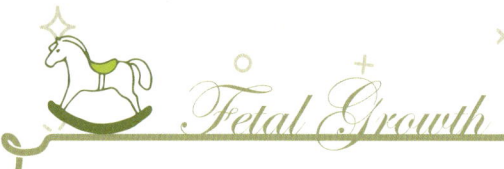

아기의 성장

(임신 37주) ·· 태아는 길이 47cm, 무게 2.9kg

세상에 나올 준비를 해요
심장, 폐, 근육, 신경 등 모든 신체 기관들의 발달이 완성되었습니다. 턱을 가슴에 붙여 몸을 둥글게 말고 팔과 다리를 앞으로 모은 자세로 세상에 나올 준비를 하고 있습니다.

면역력이 높아졌어요
엄마에게서 면역 물질을 공급받아 외부 감염에 대한 저항력이 강해져 지금이라도 세상에 나와도 될 만큼 건강합니다.

통통하게 살이 올라요
피하 지방이 붙으면서 살이 통통하게 올라 몸의 잔주름이 없어지고, 피부도 장밋빛을 띠게 됩니다.

(임신 38주) ·· 태아는 길이 50cm, 무게 3kg

40분 주기로 깨어나요
이제 태아는 신생아와 비슷한 얼굴 모양을 갖추게 됩니다. 그리고 40분 주기로 잠자고 깨어납니다.

스스로 체온 조절을 해요
충분한 지방층이 있어 태아 스스로 체온 조절이 가능해집니다. 머리카락도 3cm 정도 자라나고, 손톱도 길게 자라납니다.

(임신 39주)ㆍㆍ 태아는 길이 50cm 내외, 무게 3.2~3.4kg

배변 활동을 해요

태아의 장속에는 암녹색의 태변이 차 있습니다. 배내털, 태아의 장에서 떨어진 물질 등이 섞인 것으로 분만 중에 배설되거나 출산 후 변으로 배설됩니다. 태반에서 분비되는 호르몬의 영향으로 태아의 가슴이 부풀어오르기도 하지만 출산 후 다시 가라앉게 됩니다.

지금이라도 나갈 수 있어요

지금 출산해도 무리가 없을 정도로 완벽한 신생아의 모습을 갖추고 있습니다. 이제는 제법 피부에 윤기도 납니다. 소리, 촉감, 빛에 반응할 수 있는 반사 신경도 골고루 갖춰졌습니다.

(임신 40주)ㆍㆍ 태아는 길이 50cm 이상, 무게 3.4kg 정도

아기가 태어났어요

출산은 산모뿐만 아니라 태아에게도 큰 변화를 겪게 합니다. 좁은 산도를 통과하기 위해 태아는 계속해서 몸을 돌리면서 자세를 바꾸어 엄마의 힘에 맞춰 세상에 나오기 위해 노력합니다.

본능적으로 엄마 젖을 빨아요

엄마 배 속에서 자신의 손가락을 빠는 연습을 했기 때문에 태아는 태어나자마자 본능적으로 엄마 젖을 빨게 됩니다.

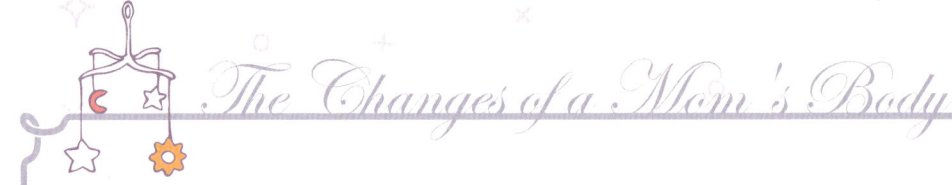

엄마의 변화

·· 임신 37주

아기가 나올 것 같아요
아랫배에 묵직한 느낌이 강해져 금방이라도 아기나 나올 것 같은 느낌을 받게 됩니다. 또 아기의 머리가 점점 아래로 내려가면서 자주 요의를 느끼고 복부가 당길 수도 있습니다.

출산을 준비하고 있어요
모유 수유를 위해 유방은 더 부풀고, 임신선도 더욱 명확해집니다. 또 아기가 쉽게 나올 수 있도록 자궁 입구가 축축해지면서 부드러워지고 탄력도 생깁니다. 임신부에 따라 자궁문이 미리 열리는 경우도 있지만 안정을 취하면서 진행 정도를 지켜보도록 합니다.

·· 임신 38주

가진통을 느껴요
출산의 신호인 진짜 진통이 오기 전에 임신부들은 가진통을 느끼게 됩니다. 하지만 몸을 움직여 주면 진통은 사라집니다.

태아의 심장 소리가 들려요
배에 귀를 기울이면 태아의 심장 뛰는 소리를 들을 수 있습니다. 출산을 눈앞에 둔 시기이므로 전보다 태동은 둔해집니다. 하지만 배를 살짝 건드렸음에도 태아의 움직임이 전혀 없다면 병원을 찾도록 합니다.

·· 임신 39주

배 당김이 자주 나타나요
출산을 앞두고 있으므로 자주 배가 당기는 자극을 받습니다. 하지만 배가 당긴다고 해서 진통으로 간주할 수는 없습니다. 불규칙적인 배 당김이라면 크게 걱정하지 않아도 됩니다.

이슬이 비치기도 합니다
이슬이라는 것은 자궁 경관을 막고 있는 점액이 빠지면서 약간의 점액성 출혈이 생기는 것입니다. 만약 이슬이 비친다면 출산이 임박했다는 신호이므로 분만을 준비해야 합니다.

·· 임신 40주

진통이 시작돼요
갑자기 아랫배에 심한 진통이 느껴지면 진통의 주기를 체크해야 합니다. 진통이 30분 또는 1시간 간격으로 계속된다면 출산을 위한 진통의 시작입니다. 10분 간격으로 30초 이상 진통이 계속되면 출산이 임박한 것이므로 서둘러 병원에 가야 합니다.

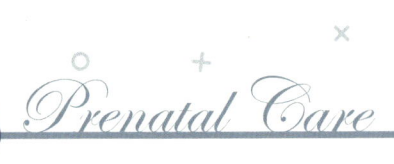

엄마 태교

명화 감상으로 아기에게 풍부한 색채를 선물하세요

아기의 시각은 청각에 비해 비교적 발달이 늦은 편입니다. 임신 7개월 정도 되면 비로소 명암을 느끼고 외부의 빛에 반응하기 시작하지요. 엄마의 몸에서 분비되는 호르몬의 양을 통해 빛과 명암을 감지하는 건데요, 발달 시기만 늦을 뿐 시각을 통한 자극도 청각 자극 못지않게 태아의 정서에 큰 영향을 미칩니다. 이때부터는 엄마가 보고 듣고 느끼는 모든 것이 태교가 된답니다.

엄마가 아름다운 그림이나 풍부한 색채의 그림책을 볼 때 아기에게 편안하고 기분 좋은 감정을 전달해 줍니다. 엄마의 경험을 공유하는 과정에서 아기와 엄마의 애착도 커지고, 명화를 통해 얻은 다양한 지식이 아기 뇌에 좋은 자극을 준다는 걸 기억하세요.

안정된 마음으로 아기를 기다리세요

출산 날짜가 가까워지면 진통 때문에 가슴 졸이며 걱정하는 엄마들이 많습니다. 이때 엄마의 불안한 마음이 아기에게도 전달되겠죠? 임신 후기가 되면 아기는 감정도 풍부해지고 엄마가 불안하면 아기도 따라서 불안해합니다.

진통은 아기가 태어날 때 생기는 정상적인 통증입니다. 따라서 임신 말기에는 충분한 휴식을 취하고 분만에 대해 자신감을 길러야 합니다. 곧 세상에 태어날 아기의 얼굴을 떠올리며 기쁜 마음을 가지세요.

출산 가방은 미리미리 준비하세요

임신 37주가 지나면 출산이 가능한 시기에 접어듭니다. 따라서 엄마가 언제든 진통을 느꼈을 때 바로 병원에 갈 수 있도록 미리 출산 가방을 준비해 두는 게 좋습니다. 아기가 나올 신호가 올 때에는 산모의 진통만으로도 당황해서 가방을 준비할 경황이 없는 경우가 많거든요.

출산 가방을 꾸릴 때는 반드시 기억해야 할 3가지가 있습니다. 첫째, 병원과 산후 조리원에 따라 구비하고 있는 품목과 준비해야 할 품목이 다른 경우가 많습니다. 중복되는 품목이 있는지 전화로 미리 확인한다면 번거로움을 덜 수 있습니다. 둘째, 산후 조리원은 공동 생활을 하는 경우가 많아, 개인 물품에는 꼭 이름을 적어서 표시를 해 놓는 게 좋습니다. 셋째, 세탁이 필요한 옷은 미리 세탁을 한 후 위생 팩에 넣어 두세요.

출산 호흡을 연습하세요

임신 말기가 되면 배가 당기거나 가슴이 두근거리는 등 몸 곳곳에서 출산을 위한 준비가 시작됩니다. 아무리 태연하려고 해도 마음이 긴장되고 불안하지요. 따라서 임신 마지막 달에는 태교를 한다는 것이 사실상 어렵게 느껴집니다.

마음이 불안할 때는 남편과 함께 출산의 전 과정과 호흡법을 연습해 보세요. 남편은 아내가 여유 있는 마음을 가질 수 있도록 어깨나 팔다리를 마사지해 주고, 아내는 순산을 위해 라마즈 호흡법이나 이완법 등을 연습한다면 불안을 덜고 건강한 아기를 만나는 데 도움이 됩니다.

Question & Answer

Question 입원 준비는 어떻게 해야 하나요?

Answer 임신 37주 정도면 아기가 곧 태어날 수 있는 시기이므로 미리 입원 준비를 해놓아 위급한 경우 서두르지 않고, 빠뜨린 물건 없이 병원으로 이동할 수 있도록 합니다.

출산은 밤낮이 없기 때문에 야간 출산을 대비해 교통수단을 확보해 놓아야 하며, 병원의 야간 출입구를 미리 확인하도록 합니다.

의료 보험증, 산모 수첩, 현금 등은 반드시 챙겨야 하는 것들이며, 물건을 구별해서 정리해 놓아야 급한 상황에 우왕좌왕하지 않고 찾을 수 있습니다.

입원 시에는 출산용품, 세면도구, 수유용품, 생리대 등을 준비합니다. 퇴원할 때에는 아기용품과 퇴원 시 입을 든든한 옷을 준비합니다.

Question 탕욕을 해도 되나요?

Answer 임신 후기에 이를수록 자궁문이 열릴 가능성이 높기 때문에 탕욕은 피하도록 합니다. 출산이 가까워질수록 분비물이 많아져 감염의 위험이 높습니다. 따뜻한 물로 샤워를 하며, 특히 회음부 청결에 신경을 써야 합니다.

양수 파수의 경우에는 세균에 감염될 수 있으므로 샤워를 해서는 안 됩니다.

Question 등이 자주 아파요

Answer 등이 자주 아플 때에는 태아가 거꾸로 있을 가능성이 높습니다. 태아의 머리가 엄마의 자궁 뒤 경계쪽을 누르고 있기 때문에 등에 통증이 느껴집니다. 통증이 심할 경우에는 등을 세게 누르거나 새우처럼 등을 동글게 말아 옆으로 눕도록 합니다. 오일을 이용해 부드럽게 마사지를 하는 것도 좋습니다.

Question 치골이 너무 아파요

Answer 출산 시 태아가 산도를 부드럽게 통과하기 위해 엄마의 몸에서는 리락신이라는 호르몬이 분비됩니다. 하지만 이 호르몬의 분비로 인해 치골 결합부가 느슨해져 태아가 이 부분을 압박하면 치골에 통증을 느끼게 됩니다.
통증이 너무 심하게 느껴질 때에는 따뜻한 물에 몸을 담그거나 양손과 무릎을 바닥에 대고 고양이 자세를 취하면 고통이 덜어집니다.
또 다리를 골반 넓이로 벌려 웅크리는 개구리 자세도 통증 완화에 도움이 됩니다.

엄마가 들려주는 태교 동화

두뇌 자극
태교 동화

2018년 9월 10일 2판 1쇄 인쇄
2020년 1월 10일 2판 2쇄 발행

지은이 홍난숙
그린이 최윤영(본문) 권보현(표지)
발행인 김경석
펴낸곳 아이앤북
편집자 우안숙
디자인 장지윤
마케팅 남상희
주 소 서울시 성동구 천호대로 424(용답동)
연락처 02-2248-1555
팩 스 02-2243-3433
등 록 제4-449호

ISBN 979-11-5792-125-6 14590

이 책에 실린 모든 내용, 디자인, 이미지, 편집 구성의 저작권은 아이앤북과 지은이에게 있습니다.
http://blog.naver.com/iandbook 아이앤북은 '나와 책' '아이와 책'이라는 뜻을 가지고 있습니다.
이 책은 《두뇌 자극 태교 동화》의 개정증보판입니다.

이 도서의 국립중앙도서관 출판시도서목록(CIP)은 e-CIP 홈페이지(http://www.nl.go.kr/ecip)에서 이용하실 수 있습니다. (CIP 제어번호 : 2018028041)